U0813872

世图心理
博客：http://blog.sina.com.cn/bjwpcpsy
微博：http://weibo.com/wpcpsy

WPCPSY

当我遇见一个人

维吉尼亚·萨提亚演讲集

（第二版）

[加] 约翰·贝曼（John Banmen） 编著　邢雨竹　译

世界图书出版公司
北京·广州·上海·西安

图书在版编目（CIP）数据

当我遇见一个人：维吉尼亚·萨提亚演讲集：第二版 /（加）约翰·贝曼（John Banmen）编著；邢雨竹译. —2版. —北京：世界图书出版有限公司北京分公司，2019.2（2024.4 重印）
书名原文：In her own words
ISBN 978-7-5192-6004-0

Ⅰ. ①当… Ⅱ. ①约… ②邢… Ⅲ. ①家庭—精神疗法 Ⅳ. ① R749.055

中国版本图书馆 CIP 数据核字（2019）第 033311 号

In her own words by John Banmen
Simplified Chinese translation copyright © 2019 by Beijing World Publishing Corporation.
ALL RIGHTS RESERVED.

书　　名　当我遇见一个人：维吉尼亚·萨提亚演讲集：第二版
DANG WO YUJIAN YI GE REN

编　　著　［加］约翰·贝曼（John Banmen）
译　　者　邢雨竹
责任编辑　李晓庆
装帧设计　刘　岩

出版发行　世界图书出版有限公司北京分公司
地　　址　北京市东城区朝内大街 137 号
邮　　编　100010
电　　话　010-64038355（发行）　64037380（客服）　64033507（总编室）
网　　址　http://www.wpcbj.com.cn
邮　　箱　wpcbjst@vip.163.com
销　　售　新华书店
印　　刷　河北鑫彩博图印刷有限公司
开　　本　787mm × 1092mm　1/16
印　　张　16.25
字　　数　280 千字
版　　次　2019 年 6 月第 2 版
印　　次　2024 年 4 月第 7 次印刷
国际书号　ISBN 978-7-5192-6004-0
定　　价　59.80 元

版权所有　翻印必究
（如发现印装质量问题，请与本公司联系调换）

前言

我第一次参加维吉尼亚·萨提亚的工作坊是在我研究生毕业一个月后。以往我所学习的心理咨询方法运用的是比较结构化的罗杰斯模式。这种模式允许甚至鼓励来访者自由地与治疗师交流他们的想法和感受，治疗师则给予真诚的接纳和共情。但在我观察了维吉尼亚·萨提亚的工作后，她留给我的第一印象是她会在咨询中不断地向来访者提问，就像是苏格拉底的化身。不过那时我还没有意识到这些问题通常都聚焦在体验层面，并且是积极正向的。那时，令我印象深刻的是她的魔力，而不是她的技术和方法。现在回想起来，那五天的工作坊经历彻底地改变了我和我的治疗方式。两年后，当她与加拿大马尼托巴省政府、健康机构、健康专业人士及公众工作时，我又有机会和她共度了三个月。

维吉尼亚·萨提亚出生于1916年，逝世于1988年9月。她出生在威斯康星州的一个农场，父母是信奉基督教科学派的德裔美国人。她是五个孩子中的老大，聪明能干，并对生活和学习充满好奇。她十六岁就进入了密尔沃基州立教师学院，1936年毕业，在二十岁之前获得了教育学学士学位。在1941年进入芝加哥大学社会工作系学习之前，她做过多份教师的工作。之后她获得了社会工作学硕士学位，并在芝加哥的“少女之家”工作了一段时间。然后她开始私人执业生涯，并于1951年开始了她的第一次家庭治疗（Brothers，2000）。

萨提亚随后一直在伊利诺伊州精神病学研究所工作，直到1958年搬到加利福尼亚。不久之后，她便和唐·杰克逊合作，共同建立了心智研究院（MRI）。她被认为是该研究院的创始人之一，而该研究院也逐渐成为家庭治疗运动中的主要机构。后来，她搬到伊莎兰，成为一名培训主管。1968年，她离开伊莎兰，之后开始专职在世界各地举办工作坊。

维吉尼亚·萨提亚开创性的工作使她成为世界公认的家庭治疗创始人之一。她坚信人们拥有不断成长、改变和获得新认知的能力，她的治疗目标是改善家庭中的关系和沟通方式。她曾说过，治愈了家庭也就治愈了整个世界。她早期在心智研究院工作的时候，她的治疗模式被认为是通过理解和解读家庭的功能失调而改善家庭沟通方式的。遗憾的是，这种看法完全误解了她在生命最后十年中所发展出的高度转化式系统治疗方法。在20世纪60年代中期，萨提亚已经将沟通姿态这种沟通方法扩展到包括情感、身心和精神领域。

萨提亚作为近期被称为“萨提亚转化式系统治疗”模式的创始人，将咨询或治疗看作是内在自我的深刻体验。她更像一位教师和培训者，而非作家。所以，她出版的作品比同时期的人要少一些。因此，我们非常荣幸能够将她未出版的书稿公之于世，同时重新整理出版她已经发表过的一些文章，以促进专业的发展。我们承担此项工作并不仅仅为了纪念她的贡献，更重要的是运用她的智慧、她的洞察及她的世界观来帮助我们现在的专业助人工作。

维吉尼亚·萨提亚和莫瑞·鲍文、内森·艾克曼、卡尔·华特克都被认为是家庭治疗的创始人。萨尔瓦多·米纽庆和其他人随后也加入了这个行列。一个近期的重要研究（Psychotherapy Networker，March，2007）显示，萨提亚在过去二十五年“最有影响的治疗师”中排名第五。她在1964年出版的《联合家庭治疗》（*Conjoint Family Therapy*）挑战了当时占主流的只注重个体不注重家庭的治疗实践。在她治疗生涯的早期，与其他治疗师相对独立的工作使她发展出了自己独特的治疗风格和模式，这些风格和模式正是建立在她的经验、信念，以及深入洞察人类渴望的核心与本质的直觉力上。她将来访者看作可爱的、有同情心的、正在经历挣扎的、受伤的人。他们天生拥有内在的能量和资源去学习，可以改变自己的应对方式，继而更负责且更有力量地去生活。

再次，我们简要地列举一些萨提亚转化式成长模型的基本信念，以帮助读者更准确地理解她的文章。

1. 我们是宇宙普遍生命力的独特展现，这一生命力推动我们积极成长。

2. 我们拥有内在的资源，这些资源使我们可以超越基本的生存层面。我们也有能力利用外界的资源帮助我们成长。

3. 虽然我们不必、有时候也不能改变外在的事件和环境，但是可以改变过去和现在的负性生活经验对我们的影响。

4. 治疗能够而且必须在比症状更深的层面上工作，而且治疗通常必须在自我的层面工作才能带来痊愈和改变。

5. 家庭系统是一个基本的学习和生存单元，因此，在所有的治疗中都需要将家庭系统直接或者间接地涵盖进来。

6. 改变总是可能发生的，并且需要内在的改变，在夫妻治疗和家庭治疗中也是如此。

7. 和来访者建立深层的联结，然后创建一个开放的、可信的、接纳的关系是咨询中必要的组成部分。

8. 人的本质是好的，然而有时候他们需要帮助才能体验和展现好的一面。

9. 感受属于我们自己，因此可以被驾驭并且通常可以转化为积极的能量。

10. 治疗师对自己的运用是治疗中最重要的因素。这意味着治疗师自身需要发展出更高层次的一致性，才能在治疗过程中挖掘出联结治疗师和来访者的生命能量。

11. 问题本身并不是问题，如何应对才是问题。这一概念有助于在治疗中更好地处理症状背后潜在的问题。这一概念也更强调内在而非外在表现。

12. 治疗需要把焦点放在健康及可能性的部分，而非病理的负面部分——不仅仅治疗师要关注过去和现在发生了什么，而更关注可能性，关注怎样让人变得更完整。

13. 希望是促使改变发生的必要因素。

14. 人们因相似而有所联结，因相异而有所成长。

随着你对本书每一章的阅读，萨提亚转化式系统治疗模式和其他观念将会变得越来越清晰。

萨提亚对她所有的治疗提出了至少四个基本的、普遍的目标或元目标。简而言之，它们聚焦于以下方面：

1. 责任感：帮助来访者成为对自身行为、感受、想法和期待更加负责的人，使其更有能力实现内心的渴望。

2. 更好的决策者：来访者会怀有更多的自我意识、自我接纳和自我关爱，学会在面对自我及他人（心灵内部及与外界互动）时做出更好的、更有意义的、有益健康的选择；他会依据自我、他人和环境因素做出选择。

3. 自尊：帮助来访者提升自尊。按照萨提亚的定义，自尊意味着人们在本质上对自我和生活有多大程度的积极体验，而不仅仅是他们感觉有多好。仅仅为了寻求良好感觉的努力可能会导致自我扩张式的自恋，而自尊是一种存在状态，包括自我层面的一致，而不仅仅是与自己的感受一致。

4. 一致性：一致性是一个人内在自我的和谐状态，它是与生命能量的和谐共鸣。它与宇宙、所有的人类生命及超越生命的力量相连。其他人可能称它为自我实现或者活在当下，萨提亚称它为自我内在的和谐、人际的和睦与世界的和平。

在这四个元目标的基础上，治疗师和来访者会根据他们个人的挣扎和渴望设定个体和家庭的特定目标。她在20世纪70年代举办的长达一个月的培训课程和在80年代举办的为期一个月的过程性团体（Process Communities）的工作，就主要聚焦于这四个普遍目标。

当人们想起维吉尼亚·萨提亚时，通常记得她是用雕塑的方式教授讨好、指责、超理智和打岔四种生存应对姿态的老师。在《新家庭如何塑造人》[1]一书中，她对此进行了充分的解释。她指出：不要局限地认为这些只是沟通姿态，而应该将这些沟通姿态视为一种信息，象征来访者活在他们冰山的不同层面，然后利用这些信息和来访者建立联结。为了传达她的思想、意图、观点和治疗过程，萨提亚常常采用隐喻的方式。她最常使用的隐喻是“雕塑”——她会运用沟通姿态使内在外化，并用雕塑呈现功能失调的关系。另一个她在治疗过程中经常使用的隐喻是“冰山”。

“冰山”代表一个人，它包括这个人的行为、感受、对感受的感受、观点（认知和信念）、期待和渴望。冰山的核心和基础是自我，即“我自己”。在冰山的隐喻中，萨提亚包含了精神和灵性。灵性是心理

【1】此书的简体中文版已由世界图书出版公司出版。

和情感复合体之所在，构成我们的内在生命，它是来自希腊语“灵魂”（psyche）的转化；精神是纯粹的意识、自我，是真正的“我自己”。

很多治疗流派关注冰山的某一个层面胜于其他层面，而萨提亚则试图包含并整合冰山的各个层面。冰山的隐喻为她提供了一种方法，它涵盖了转化式系统治疗中所需的基本心理和精神过程。

后来，萨提亚开发出许多治疗工具。值得一提的是，她开发了“家庭重塑”这一工具。它是一种体验式的方法，可以帮助个体解决童年未完成的事件，找回个体内在的资源和能量，以成人的方式与父母建立健康的关系。萨提亚的著作中有许多对这一过程的叙述。

萨提亚还开发出一个强有力的工具，被称为“个性舞会”。这有助于整合和赋予个体力量，以实现更高程度的完整感和一致性。目前这个方法已有所发展，可以运用于办公环境的个体咨询中。（Satir et al., 1991）

从外在的交流模式到内在的交流模式，萨提亚发展出互动的内在整合方式（Satir et al.,1991），以帮助治疗师和来访者追踪和干预个体所体验到的不同的内在阶段。

下面简要描述的是萨提亚五个基本的核心治疗元素：

1. 体验式。治疗必须是体验式的，这意味着来访者正在体验过去事件对于现在的影响。同时，来访者也体验到当下自己积极的生命能量。通常，身体记忆是帮助他们体验所受影响的方式之一。只有当来访者同时体验到事件影响的负性能量和他们生命力的积极能量时，积极的转化才会发生。

2. 系统性。治疗必须在内在和互动的系统中工作，来访者在其中体验自己的生命力。内在的系统包括情绪、观点、期待、渴望和个人的灵性

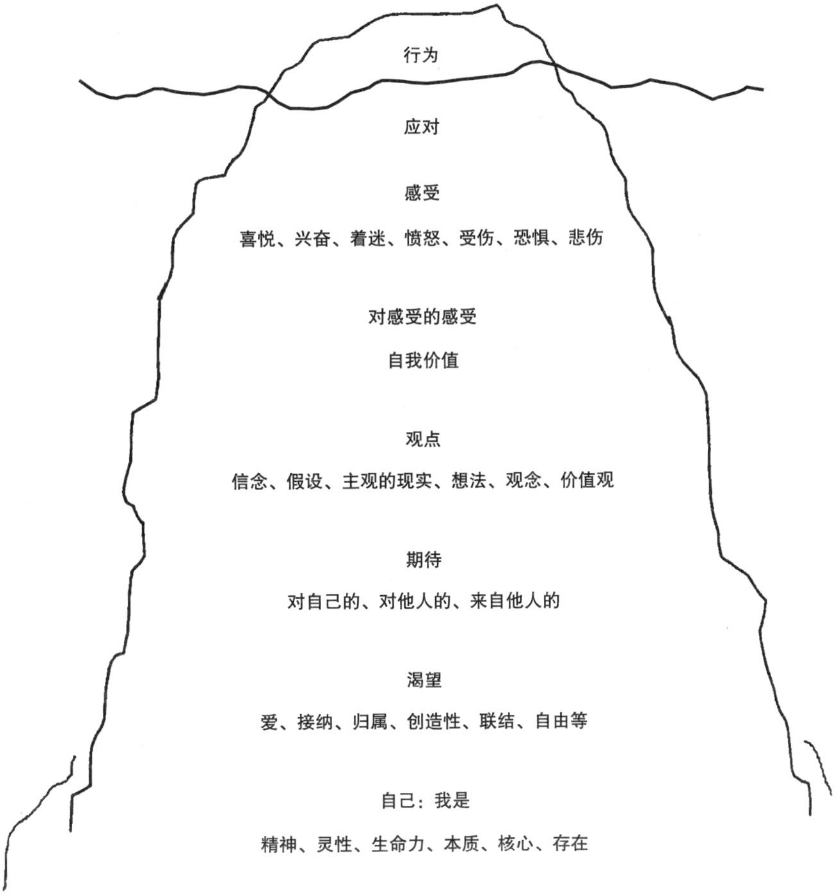

个体冰山的隐喻

能量，所有这些方面以系统的方式相互作用。互动的系统还包括一个人在过去和现在生命中经历的关系。内在的和互动的系统相互作用，一个系统中的变化会影响另一个系统。转化型的改变是内在系统的能量转化，它会带来互动系统的改变。

3. 积极导向。在萨提亚的成长模式中，治疗师积极主动地与来访者在一起，帮助他们重新建构观点、创造多种可能性、倾听来自普遍性渴望的积极信息，并帮助来访者与他（她）的积极生命力联结。治疗聚焦于来访者的健康和各种可能性，欣赏他们自身的资源并促进其成长，而非聚焦于病理或解决问题。

4. 聚焦于改变。由于萨提亚的治疗是聚焦于转化性的改变，所以自始至终整个治疗进程中治疗师提出的过程性问题都是与改变有关的。例如："必须发生哪些改变才能让你原谅自己？"这个问题给了来访者一个机会去探索他（她）系统中未知的部分。

5. 治疗师自己。前文提到，治疗师的一致性对来访者接触他们自己的灵性生命力是很关键的。当治疗师表里如一时，来访者会体验到关怀、接纳、希望、兴趣、真实、可信和主动参与。治疗师在隐喻、幽默、自我表露、雕塑及一些其他创造性的干预方法中运用自己的生命力。那些方法也来自治疗师在表里一致的状态下与他自己的灵性自我的联结。

本书的十一章内容是按照年代顺序排列的，从1963年至1983年。其中的一些内容在其他书中发表过，还有一些则从未发表过。

我有一个受过萨提亚模式培训的治疗师写作小组。我们会定期会面、彼此鼓励、互相反馈并做一些项目，比如出版一些以教育为目的的影视资料。我们在加利福尼亚大学、圣巴巴拉大学的维吉尼亚·萨提亚资料库中收集了她所有发表过的及未发表的文章和节选。其中圣巴巴拉大学还保存了卡尔·罗杰斯的文章。我们收集了三十多篇发表过的和未发表的文章，并精选了十一篇收入本书。一些文章的内容有交叉的部分，一些是她早期的手稿。我们选择了团队认为最好的部分编入本书。每个成员负责一章并写出序言，其中一个成员为两章写了序言，每个成员都参与了其他成员负责章节的编辑工作。所有的章节都以时间顺序呈现，给读者展示了萨提亚别具特色的智慧之旅。每章都有一篇当代的从业者写的简短引言，简略地介绍了正文的内容及重点。

最后，所有的章节都包含了生动的介绍、未发表的资料和早期已发表过的文章，我们做了大量谨慎的编辑工作，以便使重要的信息更为明晰，且不影响她生动的写作风格。

本书的第一章，精神分裂症与家庭治疗。最早发表于1963年。维吉尼亚·萨提亚发现并主张有必要与整个家庭工作，她将症状视为行为与反应的表现形式，并可以通过对系统的干预来解决。

第二章，把家庭当作治疗单元。萨提亚让读者体会开放的和封闭的家庭系统及限制性的沟通规则如何损害个体和家庭的健康，并指出可以对此做些什么工作。

第三章，家庭系统和家庭治疗方法。萨提亚回顾了一些治疗的历史，同时分享了她在心智研究院关于家庭系统治疗的工作。她可能是提出个体与他人沟通时内在过程的先驱，之后这被称为互动的要素（Satir et al., 1991）。

第四章，作为家庭治疗师，我个人的成长历程。萨提亚描述了她如何违背一些重要原则，脱离主流的精神分析，去会见她的第一个家庭。她发展出家庭生活编年史，这是一个可靠的方法，可以在一定的时间和背景下展现出家庭的状态（Satir et al., 1991）。她还提出几种主要的干预方法，随后将会说明。

第五章，使单亲家庭运转良好。萨提亚描述了单方父亲或者母亲如何创建一个有益健康的、完整的环境，去满足孩子的需要，包括孩子的精神需要，以使孩子适应新的家庭环境。由于现在社会的离婚率比三十年前高出许多，本章对当前的治疗师来说非常有指导意义。

第六章，联合家庭治疗。萨提亚曾经谈到如何在家庭系统内工作，改变系统而不只是矫正症状。通过提升每个人的自尊，家庭成员将接纳自己和彼此，发展出开放的、互相支持的并充满希望的关系。萨提亚描述了健康家庭的状态，以及治疗师在促进家庭成员通过治疗过程改变而不仅是行为结果产生改变的过程中发挥的作用。

第七章，一个不断成长的家庭治疗师的历程。萨提亚向我们分享了她发展她的治疗方法的早期历史和经历，以及她在家庭治疗的道路上遇到其他创始人的过程。她运用曼陀罗描述了自己在八个方面的健康水平（Buckbee，2007），强调了她在治疗中的健康取向。

第八章，治疗师和家庭治疗。萨提亚讲述了她的信念，包括所有的人都可以成长，我们都有可以让我们发生改变的资源，症状是生命能量之流受阻的信号，而实际上症状是生存的手段。这章从历史发展的角度描写了她在治疗中使用的主要方法、干预手段及信念。她还描述了一个早期的会谈来举例说明她的信念和方法。

第九章，当我遇见一个人。萨提亚反思了她最近会见一个家庭的经历，她呈现了做治疗时的许多信念、风格、方法及她内在的体验。她解释说她对于来访者能量场的运用很像当今的能量治疗（Orloff，2004）和能量心理学（Feinstein et al., 2005）所做的工作。

第十章，治疗师对自己的运用。萨提亚强调治疗师的一致性（Banmen，2007），治疗师在自我层面（参考前面描述的冰山的隐喻）与来访者的渴望层面相联结，运用两者生命的能量来实现一些转化式的改变。治疗师对自己的运用成为治疗领域一个很重要的议题。

第十一章，治疗师的故事。萨提亚继续强调在和家庭及其成员建立治疗关系的过程中，治疗师对自己的运用。治疗师对自己的运用能够并且需要成为治疗中有积极价值的一部分。

能将维吉尼亚·萨提亚的作品带给专业人士是我的殊荣，有些文章还是首次公开发表。她逝世距今已有20余年了，但她的话语、她的洞见、她的思想在21世纪的今天仍对我们如此有益、适用，并启迪我们的心灵。现在，我不再做更多的说明，而是邀请你——我的读者，去欣赏维吉尼亚·萨提亚话语中的智慧。

约翰·贝曼

目录

1

精神分裂症与家庭治疗

引言

珊迪·诺瓦克

“过于简单！”在过去，萨提亚的工作经常被人这样描述。但是那些深入研究过她的模式的人们则会发现，这种模式在简单中蕴含着深远的含义。

萨提亚在这篇文章中展现了她的核心思想和她最大的贡献。她打破了传统心理学（弗洛伊德的驱力理论）的束缚，并且提出了她的开创性观点：我们通过家庭给予我们的“蓝图”来发展我们的自我意识。这个蓝图是关于我们如何看待世界、看待自己及看待自己在各种关系中表现的。基于这一观点，萨提亚构建了她的转换疗法，因为如果我们想摆脱原生蓝图中功能不良的因素，必须要转换这些已经内化的经验。

萨提亚对于人性的另一个出色的洞见，体现在她观察到家庭内部的不一致对于发展中的儿童的影响。20世纪50年代，格雷戈里·贝特森（Gregory Bateson）及其小组的研究证实，精神分裂症是由于一位家长向儿童传递了不一致的信息，对其产生了“双重约束”而导致的。萨提亚认为父母双方经常有不同的观点或风格，如果他们不承认这些差异就会产生问题。儿童需要以某种方式让自己的体验保持一致，进而理解父母之间的不一致。在这篇文章中，萨提亚对于贝特森团队的理论提出了另一种观点。她指出，父母双方被迫遵守这样的规则：不能公开评论对方，甚至不能有不同意见。正是因为父母在孩子面前营造了他们是完全相同的印象，引发了孩子的症状性行为。由于两个人是不可能完全相同的，儿童能够感知到父母之间未被言明的差异，并将这种“欺骗”表现出来。

萨提亚的这篇文章很好地描述了健康的、功能良好的家庭的构成。在这样的家庭中，不一致可以被质疑、面对并被尊重。早在压力成为流行词之前，萨提亚就对这一概念向我们进行了系统的诠释。

萨提亚对以往家庭治疗师的观点提出了挑战，她认为治疗师应基于自身的一致性去工作，其发展出的“治疗师运用自我”的观点一直贯穿于她后来的工作中。

对于所有心理健康领域的工作者所熟知的问题，家庭治疗提出了一种新的处理方法。我将家庭治疗定义为这样一种方法：被认为带有症状的患者所处家庭中的所有人，被要求在同一时间、同一地点接受治疗。

“应该在整个家庭背景下理解病人”，这一理论的前提是患者的症状更多地表达了他对父母的行为、互动和反应的解读。他如何解读，自己就如何表现。当我使用“父母”这个词汇时，我通常想到三对同时存在的关系：男性和女性、丈夫和妻子、父亲和母亲。同时会见一个家庭，使我们有可能理解家庭内部每个成员的行为和反应的关系脉络。症状只是行为和反应的一种形式。

所谓精神分裂症的家庭，是指家庭中有一个成员被贴上了精神分裂症的标签。通常来讲，这个标签也可以用来描述这个家庭现象，患精神分裂症的是孩子（当然，他可能已经超过了二十一岁），而其父母的行为似乎被规则严格束缚住了，这些规则不允许他们开放地、直接地批评彼此，或表达对彼此的不同意见。由此，父母给孩子一种他们是相互复制的印象。他们之间未被言明的差异以及批评和不同意见，在孩子的行为中以一种讽刺的形式表现出来。

没有两个人是完全相同的。如果丈夫和妻子对彼此、对孩子、对外界都维持这种假象——他们没有任何分歧、彼此不存在差异、不会批评对方，那么这种假象就会在孩子的行为中被反映出来。父母所谓的完美形象暗示着彼此完全相同，似乎在告诉孩子“像我一样，不要生气，不要表达不同意见”。但是，这样做与现实、个体的成长、个性和性别意识的发展相违背。患者不得不发展出一种行为模式以适应这种矛盾的情境：“我在成长，却没有成长；这是现实，这又不是现实；我是独特的，我又不是独特的。”

在家庭治疗的背景下，精神分裂症被看作家庭功能不良的症状之一。它和其他症状一样，是对某个人的判断，是他的成长被扭曲的信号，同时也是一个求救信号。这表明那些对孩子具有生存意义的人存在着痛苦和困难，比如孩子的父母。如果我们将精神分裂症视为一种症状，那么，“精神分裂症”也可以作为一种描述性的术语，表示个体的行为对那些观察他并与他互动的人来说比较怪异。在其他背景下，其他的症状表明一个人的行为是病态的（身心疾病）、愚蠢的（智力缺陷、学业不良）或者恶劣的（行为不端、犯罪、酗酒、吸毒）。症状不同，他们的家庭的互动也有所不同。

个体心理治疗通常认为，症状学的病因存在于表现症状的个体身上。相对而言，我作为一个家庭治疗从业者，将症状视为一种家庭学习系统的结果。这个系统包括父母和孩子。对于孩子来说，父母是对他们的生存具有重要意义的人。对于正在成长的婴儿来说，当他们学习自己的蓝图时，父母是他们的榜样。这个蓝图来源于孩子对概念的标注（他对事情、人及观点的称呼），同时来源于他对这些命名的解释，我将这个过程称之为“编码”（coding）。儿童不断学习对自己和他人、对内在世界和外在世界进行标注和编码。

每个个体都是独一无二的，尽管有些人试图否定这一点。其实每个父母都有不同的外貌、声音和观念，而孩子必须将这所有的不同整合到自己的蓝图中。孩子能否轻松做到这一点，取决于他的父母是否能够认识到他们的不同，并准确表达这种不同，然后为了达到共同期望的结果而将其整合。

我需要补充的是，所有的家庭都不得不学习处理这个矛盾情境。孩子不能理解父母做的事及这样做的原因，而且也不知道父母对此并不了解。孩子表现出的行为就像父母会如他们自己一样理解和看待自己。而父母的行为仿佛也像孩子和他们自己一样理解和看待自己。除非孩子或父母做出出人意料的行为，否则这个假象就不会被发现。孩子发生出人意料的行为是因为孩子表现出的行为与自己的发展水平相符，但是父母按照习惯的自动化反应行为，孩子无法理解。只有当孩子和父母彼此坦率的时候，这种“不知道”的两难困境才可以成为孩子发展自己蓝图的学习机会。

孩子是根据自己对父母的言行以及对父母的要求的理解来发展蓝图的，包括他在场时听到父母的谈话（单独的或共同的），或对他周围其他人说的话，以及父母直接对他说的话（单独的或共同的），或他们允许他做的事（单独的或共同的）。孩子将试图把这些不同情境中的经验整合起来。到目前为止，通过对家庭的研究，我们概括了孩子五种基本的整合方式：一个孩子可能会拒绝母亲的方式而接受父亲的方式；他也可能拒绝父亲的方式而接受母亲的方式；第三种可能性是他拒绝父亲和母亲两个人的方式，而选择祖母、姐姐、哥哥或者家庭外的某个人（如老师等的方式）；在功能正常的家庭，孩子会从父母那里选择适合他的部分；精神分裂症病人的解决方式是既不选择母亲，也不选择父亲，他的行为表达了似乎父母是一样的，他试图去迎合父母表现出的看似完全相同的假象，而这种假象会通过他的行为表现出来。

父母是否可以明确表达彼此的差异，将成为决定孩子表现出功能良好行为或功能不良行为的重要因素。精神分裂症家庭在行为上的表现就好像他们没有任何差异。从临床角度来讲，他们的互动是按照禁止或者压抑的方式来运行的。功能不良家庭的典型特点是父母缺乏自尊，而在精神分裂症家庭中，低自尊的父母禁止表现不同意见，因为不同意见被编码为“你不好”。在这样的家庭中，表面的一致保护每个人免于感受不好，而这种“一致”也催生出家庭幸福和完美的假象。

事实上，我知道很多家庭以这种方式运行，但没有孩子发展出精神分裂症的症状，但我认为这可能只是因为他们没有遇到外在的压力。我将压力定义为，任何难以整合但是又必须做出改变的情况。并且，所有的家庭都知道即使是高兴的事件（例如，新生儿降生）都必然会带来暂时的压力的改变。不过，人们在事件中体验到的愉悦会调节对改变的感受。如果这种需要是由不愉快的事件引发的（例如，大灾难、家人死亡、社会地位下降、经济衰退），就会觉得灾难太大了，难以应对。如果一个具有精神分裂症倾向的家庭有幸没有经历过那些压力，那么也就有可能没有人发展出不幸的症状。

所有功能不良的家庭，在处理差异、接受并提出批评，以及展现个性方面都会存在问题。这就会导致他们在以男性或女性的身份表达、处理独立和依赖的关系及面对权威时存在困难。所有这些困惑会在精神分裂症患者身上表现出来。他的行为表示他似乎既小又大，既软弱又强大，既男性化又女性化。

家庭中的每一个人都有一个沟通系统、一个假设系统、一个编码系统和对结果的期待。沟通是两个人发出和接收讯息，并核对信息与彼此的关系的过程，而编码是个体对他命名的事物赋予意义的过程。假设系统展现了一个人对别人的印象及他认为别人对他的印象的推论。这个系统就像一系列镜子，会提出复杂的问题："我是怎么看待自己的？""我是怎么看待你的？""我认为你怎么看待我？""你对我看待你的方式有什么看法？"

丈夫和妻子之间不可能拥有完全相同的假设系统。他们必须要学会发现并为彼此的系统留出空间，同时学会处理他们之间的差异，这样才可能达到共同期待的结果。夫妻之间明确表达差异将会为两个人的成长创造机会，并使得双方更加亲密。如果他们不能接受彼此间的差异，不能开诚布公，那么他们之间没有被发现的冲突和误解将会使他们的孩子的成长发生歪曲。夫妻接受彼此的差异也意味着两人要根据"什么是适合的"而不是"谁是对的"来做出选择。如果两个人对差异的反应是指责对方，那么他们的冲突将会让两个人都感到被孤立、没有价值和无能。

世界上根本不存在完美的沟通。如果一个人言行不一，如果他在说一件事的同时他的声音和姿势似乎还有别的含义，我将他的表现称为"不一致的例证"，而与他交谈的人会接收到双重信息。这种令人不满意的互动是一种矛盾，如果人们足够坦诚，那么这种矛盾很容易解决。"你真的是那个意思吗？”或者“你真正想表达的意思是什么？”或者“你看起来好像想表达的不是这个意思。”这些都是询问不一致时的一般用语。通常，如果提问的人能够明确地说出这些，那么双重的信息就可以得到澄清。

但是，在一个功能不良的家庭中，差异是不会被展现出来的。家长的表现不一致，他们的孩子接收到的也是双重信息。当家长说的话与他看上去或者听上去不统一时，就产生了这种不一致。当一个母亲嘴上对他的孩子说“我爱你”，却用一种不友好的方式去拥抱孩子，这个孩子就会接收到双重的信息。沟通分析处理的就是这种矛盾。

第二种不一致的表现是个体的言行做法与情境不相符。想象一个家长给孩子一件游泳衣，然后说“离水远一点”，就是这种不一致的一个例子，这与个体的编码系统有关。一件泳衣意味着孩子穿上它可以游泳，但孩子接收到的信号是他不能靠近水。那些精神分裂症患者的编码系统都已经被严重地扭曲了。当一个妈妈给精神分裂症的孩子一件游泳衣的时候，他可能将这种扭曲表现为认为没有水可以用来游泳，或者坐在一个湖水的图片上。

还有一种不一致的表现是，个体的言行做法和他的角色不相符。由于是和角色不相符，我把这种不一致表现称为角色功能差异。如果父母让一个三岁大的孩子为父母做一个决定，这个孩子就被要求像一个成人一样行事，而他的角色本来应该是“孩子”，这会让他进入一个不可能的情境，他感受到别人对他的期待，这让他对自己的身份有了不真实的看法。

所有这些不一致都在精神分裂症中出现。它们也会在其他类型的症状上表现出来，只是表现形式和程度有所不同。无论什么时候，这种不一致出现在孩子身上都会导致他无法以正常的方式成长起来，无法表现出他的独立、他的力量，无法对性别角色产生认同。

不一致存在于所有的人类互动中。功能良好家庭与功能不良家庭的不同之处在于处理不一致的方式。功能良好的家庭会根据“什么是最适合的”，而不是“谁是对的”来做决定。他们处理不一致的有效方式就是明确的沟通，他们会根据时间和情境及每一个人对现实的看法来做出决定。我们可以通过一个小例子来说明。一个孩子可能会说，他喜欢在早餐的时候吃羊排。在一个功能良好的家庭里，他也可以接受其他人会选择在晚上吃羊排这样一个事实。或许家长并不喜欢吃羊排，但他有时还是会准备羊排，以便孩子可以享受到自己最喜欢的食物。功能良好家庭中的每个人都可以做出与他年龄相符的选择和决定，在特定的情境下，根据他的需要、愿望、资源和义务找到自我，他将会为自己的选择和决定及相应的后果承担责任。换句话说，功能良好家庭中的每一个人都学会了为自己负责。

家庭治疗师目前会涉及交互作用概念的两种治疗方式之一。另一种治疗方式是团体治疗。由于两种治疗方式都面向团体，治疗师可以观察到发生在他眼前的患者之间的互动。团体治疗的特点是组员由同辈组成，而对于家庭治疗来说，小组中的成员既有同辈也有非同辈，既有权力大的也有权力小的，既有年轻的也有年老的。通过观察成人和孩子之间及孩子和成人之间的互动，治疗师可以发现当前每个人对自我有什么样的看法，而且还可以很容易地发现这些看法的来源是什么。需要加以说明的是，在家庭治疗的框架中，治疗师将有机会详细分析家庭成员的内在想法和感受，而这些想法和感受是通过每个人如何表现出不一致，并分析这种不一致而展现出来的。治疗师可以采用的处理方法包括揭示出当前存在的不一致，通过探索性的问题来了解每一个成员的解释，以及他们认为对于其他人和自己来说这种不一致是如何形成的。

当治疗师与患者交流时，由于只有两个人，治疗师也是互动的一部分。治疗师很难轻易地将注意集中于他与患者之间的互动。治疗师倾听患者的内在想法和感受，以及他对这个过程的解释，同时必须能够理解或者试图去理解患者的那些反应是对治疗师行为的回应。

对每一个人来说，准确地报告自己的言行并不容易（因为没有人可以客观地看到自己），他只能对他的想法和感受做一个主观的报告。举个简单的例子，当一个人听自己的录音，会觉得自己的声音很陌生，但别人会很容易识别出这个声音。

个体治疗的临床医生通过把患者看起来和听起来的样子与他所说的话作对比，从而获取患者是如何感受和思考的线索，并验证这是否与患者所说的话一致。当治疗师发现不一致时，他就会问自己“这个患者真正想表达的是什么”。

患者的家庭成员也有类似的困惑，他们接收到的也是双重信息。治疗师的优势在于他不会被相同的规则束缚，他可以开诚布公地表达他看到和听到的、他的感受和想法，也正因如此，他可以直接对患者自身的不一致发表评论。

例如，一个精神分裂症的患者在家庭治疗中可能会说他只有一只眼睛。治疗师可以把这句话解释为，病人在试图表达他只有一部分被理解了。由于父母双方并不互相理解，父母向患者呈现的仅仅是部分的画面。又或者父母只能接纳他好的那部分，不能接纳他的不完美和无助。

在所有功能不良的家庭中，似乎都有一些反对发表意见或者反对直接发表意见的规则，因此治疗师需要尽量发现不一致的明确含义，也就是发现表现和其真实含义之间的关系、表现和期望之间的关系、家庭成员之间的期待和行为之间的关系。

个体治疗的临床医生也可以观察到患者的不一致，但是他很难在自己身上看到同样的不一致。甚至他很可能并不知道自己表现出的不一致已经使患者接收到双重信息，让患者陷入与在其自身家庭中类似的困境。这时，同时处理多个患者便有两个优势：其一，可以清晰地了解患者如何做出表里不一的行为，以及如何应对双重信息的问题；其二，如果治疗师发现他自己容易受到类似不一致的触动，便可以对此进行自我反思。

治疗师如果有任何认为自己是上帝、母亲或法官的想法，都会使他容易发出双重信息。如果治疗师像一位法官，他将会想知道什么是正确的；如果他像一位母亲或家长，他就会表现得像一位养育者或者全能的人一样；如果他认为自己是上帝，他将会让别人认为他无所不知。由于没有人是全能的或无所不知的，并且现实生活中没有什么是绝对正确的或者绝对错误的，所以任何与上帝、母亲和法官有关的信息都是双重的。对每个治疗师而言，棘手的问题是如何既保持专家的身份，同时又保证自己不是全能的、无所不知的或者养育者一样的，也不会去劝告病人什么是对的什么是错的。我认为治疗师避免如此的最好的方法是将自身作为接收信息过程的示范，同时加入他关于人类成长和发展、互动和沟通的专业知识。

治疗师的主要价值之一是他永远不能够卷入患者原始的生存情境或者原始的蓝图中。治疗师是一个患者必须对其做出反应的外人，因为患者不可能不对与他在一起的人做出回应。而每一个人都有自己整合认识外人的过程，观察这些将有助于治疗师看到每个人关于自主、权力和性别角色方面的成长处于何种水平。

毫无疑问，对精神分裂症的家庭治疗技术看起来与针对其他症状的治疗技术没有什么不同。当然，某些症状需要更强调整个家庭的某些特定的方面。比如，对于精神分裂症，治疗师需要先彻底探索患者的原始系统，使患者能够从在原有模式中形成的关于自己的结论中“解脱”出来，这些结论是患者从他尊敬的榜样那里得来的，而那些人否认彼此的差异并呈现出一个完美的画面，拒绝个体表现出个性。对这样的家庭来说，在他们能够承认出现的差异并表达出来之前，治疗师需要进行更多的探索。

首先要处理精神分裂症或者其他人格障碍症状的首要问题之一，是症状通常由来已久并经过多年的强化已经形成习惯。我们现在开始用一种新的观点来看待心理问题的诊断和治疗，重新认识一直以来我们都做了些什么，以及我们是如何做的。家庭治疗方法对当今社会心理健康领域具有积极的启示，如预防、临床实践、心理健康服务的组织、临床医生的培训、理解人类行为，当然也对症状学具有积极意义。

心理健康服务是指精神病治疗、心理学、社会工作和咨询服务，简而言之，所有服务的工作者都带有“助人”的标志。如果家庭治疗的方法可以被广泛应用，其中一个显著的变化将会是在安排心理健康服务的时候不再将家庭分割对待。如果我们的机构也可以联合组成一个一般人类问题中心，使家庭作为一个整体得到治疗，那么每一个专家都可以提供专业的知识，就像在综合医院那样。遗憾的是，当前社会服务机构的帮助却制造了很多我们本想避免的问题。经常出现的状况是：家庭中的一个孩子在某个住院机构治疗，另一个被儿童指导门诊部照料，而其他的家庭成员则待在公共的福利机构中。这样做的困境是，三个独立的机构各自能取得不错的效果，家庭却可能由于治疗而被进一步割裂。家庭中的不同成员去见不同的治疗师也很常见，而这只在治疗师的层面上形成了家庭治疗。也许这正是治疗师的“明智之举”，但是这会给患者带来什么影响呢？

预防性的治疗是最重要的，治疗师可以通过使用家庭治疗的方法识别家庭中其他成员的最初症状，在家庭治疗的过程中可以阻止其他家庭成员病理性症状的发展。如果治疗师在治疗开始时就见到家庭中所有的人，那么诊断和临床治疗过程将会更加有效。因为家庭没有被分割，所以不会出现矛盾的诊断，而且能省去重复劳动，节约很多时间。正是因为家庭成员辗转于不同的机构，被分别对待，才制造出了永远的家庭功能不良。

如果临床医生愿意将家庭治疗作为他们的一种技术，那么除了心理学之外，他们还需要学习团体互助、沟通过程和语义学等方面的知识。

家庭治疗方法认为，我们应该有新的机会去了解人类的行为，因为它既在个体的内在也在个体和别人的互动中发挥作用。我希望这些机会能够使我们更多地理解人类行为和病理学症状发展之间的复杂关系。

2

把家庭当作治疗单元

引言

斯图尔特・皮多克

萨提亚在什么时候、基于什么目的写这篇文章，我不得而知。它所参考的最新文献写于1964年。然而，它对于联合家庭治疗（治疗不但指向个体，而且指向个体组成的家庭）基本原理的新颖而清晰的表述，使其在任何时候都具有重要的价值。萨提亚关注基本的三人家庭，即生理意义上的父亲、母亲和孩子，并在后来的作品中将这一理论扩展到其他更复杂的家庭结构中（参见本书的第三章和第四章）。

这篇文章请我们将每个家庭看作一个动态的过程，而不是一个静态的结构。家庭有它运作的规则，这些规则也是家庭成员的工具。他们用这种工具来维持或改变自己在家庭中的地位，维持自己的身份和生存，同时也维持家庭的运转（但未必开心）过程。这种观点恰巧吻合了社会人类学的观点：家庭是社会发展的一部分，社会通过家庭的延续和发展而得以发展。同时，这种观点对个体行为与团体行为或微观系统与宏观系统间关系的关键问题有直接影响，这也影响了20世纪60年代的社会人类学和社会学的思想。

萨提亚在这里阐释了一种治疗观念，即治疗是一个标准的过程，将个体和团体从不良的（功能失调的、异常的）生存状态改变到理想的（功能良好的、和谐的）生存状态。功能良好的家庭能够使它的成员发展出自身的独特性，这和功能失调的家庭的成员调整或改变自己以适应家庭规则是迥然不同的。对于萨提亚来说，真正的家庭治疗必须要促进成长。

人类行为的最新研究对行为的意义和原因提出了多种解读，相应地，治疗手段也更加多样化。基于这些经验与研究，在治疗中把家庭当作处理单元似乎是必然的结果。

将家庭作为一个治疗单元意味着所有的家庭成员在同一时间出现在同一地点，会见一个治疗师或者男性和女性的联合治疗师。整个家庭被当作一个系统来看待和处理，这个系统由家庭的建筑师——成年男性和女性最初发展起来。

任何一个家庭成员在特定时期的症状都是家庭系统功能失调的表现。被确定为患者的症状表现者则被看作发出了扭曲的、拒绝的和成长受挫的信号。同时，他本人也是一种信号，显示了他和抚养者（那些曾经提供或持续提供养育、经济支持和指导的人）之间存在痛苦、不适或者烦恼等问题。家庭治疗处理的主要是成员之间互动和沟通的观念和过程。

在开始观察一个家庭系统前，可以提醒自己说任何家庭中的每一个成员都会不可避免地忠于他的家庭系统，因为家庭是他生命开始的地方。如果这个系统是开放的，那么他可以利用这个系统成长。他会持续地进入这个系统，并最终随着长大成人而选择离开这个系统。然后他自己又成为发展家族支系的建筑师，与来自另一环境中的另一个人互动。

家庭作为一个开放的系统，它需要规则。这些规则令家庭开放、直接、明确并恰当地面对变化。家庭需要有发展和重塑的能力，以便应对人生中不可避免要发生的三种变化，它们是：

1. 个体成员内在的变化：例如，发生在从出生到成熟期间，对权威、独立、性特征及生产力的使用和理解的变化。

2. 家庭成员间的变化：例如，从孩子出生到成熟，成人和孩子之间的变化；在孩子出生之前和之后，家庭成员生病或者受伤、丈夫和妻子的年龄增长等带来的变化。

3. 社会环境要求的变化：例如，战争、新的工作、学校、邻居、国家或者新的法律所要求的变化。

如果家庭系统是封闭的，它将试图通过维持现状、否认或者歪曲来应对这些不可避免的变化。这样，在变化的存在和对变化的承认之间必然存在差异。只有处理这种两难困境，生活和关系才能继续。

因为变化必须要应对，没有功能良好的方式来接纳这些变化的家庭系统就会出现功能失调。一般而言，如果一个系统的规则是要按照过去的方式来看待现在，这个系统就会出现功能失调，而如果系统的规则可以跟随现状改变，那么这个系统将是功能良好的。当面临变化时，功能失调的家庭就会产生症状。

起初对于行为问题（异常行为）的处理主要是针对症状表现者本人，这种状况一直持续到儿童指导诊所的出现。在儿童指导诊所里，母亲和表现出症状的孩子一起被观察。在最近，父亲也被纳入其中。这之后出现了婚姻咨询或者婚姻治疗（同时包括丈夫和妻子）。

现在家庭治疗的理念包括了每一个个体及他们各自承担的角色：配偶、父母、子女、兄弟姐妹。此外，凭借经验，我们看到家庭的起源和配偶选择与成年男女各自带着的儿时蓝图有关。症状被看作个体携带的、关于家庭及家庭规则的表现。治疗不仅要理解症状表现者，还要理解他的家庭，即整个家庭系统。

这也就意味着，症状像精神疾病，父母身上的精神疾病暗示着在婚姻关系中及在养育孩子的过程中出现的功能失调。同样，儿童身上的症状也暗示着婚姻关系的功能失调，所以通过会见整个家庭，我们既可以提供治疗，也可以进行预防。

我们相信，通过观察和学习来理解家庭中的沟通，可以发现支配每个家庭成员行为的规则：

1. 自我和自我的呈现，“我可以如何表现？”

2. 自我和对他人的期待，“我对你有什么期待？”

3. 自我和家庭以外世界的运作，“在家庭以外我可以做什么？”

家庭成员没有必要意识到这些规则，我们相信这些规则会在互动中形成，并被每一个试图生存、成长、与他人亲近和具有生产力的人获得。

因为每一个新来到这个世界的人都没有关于如何与他人互动的蓝图，所以他必须从出生开始伴随着成长而发展这一蓝图。这一蓝图的形成之初，必然由他身边的人塑造。这些人是那些提供养育、经济支持、行为指导的人，是提供他将来可以成为的榜样并试图保证他的生命的成人。

很多成年人似乎没有意识到他们作为孩子榜样的重要性。他们以为孩子只能看到和听到那些被要求看到和听到的东西。如果父母之间的交往方式及与外界的交往方式和他们要求孩子的行为方式不一致，孩子就会觉察到这些不一致。因为孩子受到成人允许讲什么的规则、自身判断能力的缺乏及完整的报告符号的限制，所以成人误以为他能够成功地标定儿童看到和听到的东西，父母们也相信孩子没有接触到他们不让孩子看到和听到的东西。然而在家庭治疗中，我们相信孩子的症状就是一种扭曲，这显示出他们过去经验和现在经验之间的不一致。如果孩子必须处理这些重要的不一致，而又不能公开谈论这些不一致的话，孩子的成长就会受到限制。这些不一致可以在家庭沟通方式中被发现。通过观察和理解沟通的方式——给予、接受、澄清意义，我们可以分析沟通方式；说话时对词语的运用、声音的声调和节奏、面部表情、身体张力和姿势也会呈现出沟通方式。然后我们来分析在沟通过程中真正发生了什么，以及产生了什么样的联合决定和理解。

下一步，我们检查下面几个过程，以明确为什么会产生这样的结果。可以这样提问：

1. 每个人是如何呈现自己的独特性的？

2. 如何做决定？

3. 如何对差异做出反应？也就是说，明晰下述规则：

（1）证明自己和确认他人的独特性和个性的规则；

（2）做决定的规则；

（3）承认差异的存在、运用差异并对差异做出反应的规则。

治疗中，我们的目标同样涉及上述对家庭沟通方式的分析。我们试图使家庭系统发生三个改变：第一，在有他人在场的情况下，家庭中的每位成员都能够一致并且全面清晰地表达自己的所见所闻，以及关于对自我和他人的感觉和思考；第二，跟每一位家庭成员说话和联结的时候，应该以他的独特性为基础，因此，所做出的决定是基于探索和协商而不是基于权力；第三，差异被公开承认，并且促进成长。

当实现这些改变时，家庭内部的沟通就会产生适宜的结果，也就是说他们的行为和决定与他们的年龄、能力和各自在家庭中的角色相符，与所处的环境相符，并且能够促进家庭共同目标的实现。

让我来举一个简单的关于沟通规则和行为之间关系的例子。现在，你承诺对我说的话提供反馈，但是你没有明白我的意思。这里的规则是你不能直接问我，因为害怕暴露你或者我的不足（从而得出你或者我是不好的、有病的、愚蠢的或者疯狂的言论）。如果这种情景就在眼前，你可能会指责三个方面：你自己、我或者是情景。

你将遭受某种形式的不适，即焦虑、敌意和无助。你可能感到焦虑——我是不好的；敌意——你是不好的；无助——我是渺小的。这个事实可能会使人们认为你不能信守诺言，但这是由于我们所设置的关于你可以如何提问的规则造成的。

如果规则允许你冒险探索，在困惑或者不清晰的状况下寻求澄清，你就可以避免焦虑、敌意或者无助的感觉。冒险要求你知道自己即使在面临痛苦、愤怒和受伤的情况下，仍然有能力生存，并且你知道当他人经历痛苦、气愤或者受伤时也不会死亡。在这种情况下，痛苦意味着“我受伤了”；生气意味着“你伤害我了”；受伤意味着“我不重要”。

一个直接的提问通常被认为是一次冒险尝试。在问题家庭中家庭成员很少使用直接的提问方式，直接的提问被认为是个人没有能力交流的信号，另外人们也很少直呼他人的名字。

现在需要澄清一下。我相信人类在不断地寻找解释以使事情变得合情合理，而如果不能使事情变得合理，个体就会表现出症状。如果不能通过直接提问和给出准确的解释来探索未知的信息，则对未知信息的探索并不会受阻，只会使探索的过程以困惑、间接和模糊的方式进行，这样的结果最终可能导致症状或不合适的结果出现。

所以对症状的分析开始于对沟通的分析及对结果的记录，然后探索家庭系统。对家庭系统的探索能够明晰维持系统的规则和个体运用规则的过程。

围绕互动理念的家庭治疗，是通过探索家庭系统来处理家庭当前的规则和个体的生命过程的。将行为和互动过程相关联的理论很早就出现了，弗洛伊德运用了这个理念对小汉斯进行治疗。沙利文、莫雷诺、艾克曼、利兹、弗雷克、鲍文、贝特森、杰克逊和伯恩也提到了运用互动的概念来理解人类行为的理念。现在，包含互动现象的人类行为理论被拓宽，并被更好地理解。将家庭作为工作单元，对于实践和理论的发展都是一个有效的方式。

3

家庭系统和家庭治疗方法

引言

格劳瑞亚·泰勒

萨提亚提出的关于家庭治疗理论的洞察，不只让当时的读者感到兴奋，也会让当今的读者情不自禁地兴奋。当时，萨提亚似乎可以预见未来，并预言那时的发现将会成为人们理解家庭和进行家庭治疗的关键。正如她所说的："对于人类来说，我们目前生活在一个伟大的时代。"

她指出，那时的实验揭示了家庭成员彼此间联结的形势、特性及家庭的各部分如何影响整体功能的发挥。因此，她设立了干预的步骤来改变家庭成员的互动模式，以改良家庭的整体功能。萨提亚的兴奋和激情在本章的开始和结尾都表露无遗。在本章的结尾，她说"我们正处在一个关注关系的让人兴奋的时代"，以及"这让我和其他人很激动，希望你也是"。萨提亚提出的这些理念是符合当时现实的，在当今仍然符合现实。我们在今天回顾萨提亚的这些理念，就像是用个性化的眼光对一个梦想进行回顾。这真是一种礼遇！

当前家庭系统理论的学习者将会感激萨提亚提出的“诊断和治疗随着时间发生改变”的观点。在那个时候，病人被称为精神病人，人们通过药物、电休克及胰岛素衰退等治疗方式来控制病人的“疯狂”行为。萨提亚认为这些治疗都是惩罚性的。这种针对惩罚的观点成为她成长模式的核心，而她的成长模式与盛行的赏罚模式是截然不同的。

萨提亚有着感染力很强的幽默感，在她进行家庭治疗的现场演示及示范时，她常常自然地分享脑海里出现的画面。在需要的时候她会用生动的幽默感来化解当时的压力。她对幽默的高度重视使得治疗空间安全且亲密。她指出，在早期，我们假设孩子的行为只受到母亲的影响，“而父亲是后来才被发现的”，当她这么说的时候听众或者读者怎么能不笑呢？

萨提亚也指出“孩子的存在是为了帮助丈夫和妻子在一起”。家庭系统理论承认孩子在无意中假定自己承担着无形的角色和任务，并在这种观点的基础上，提出了新的理解和干预家庭的方式。

本章最突出的部分是萨提亚将个人与其标签区分开来。她曾有幸和格雷戈里·贝特森及莫瑞·鲍文成为同事，在彼此的陪伴下，这些富有勇气的临床医生改变了时代的观念，并提出了新的、更为有用的方式。他们从自我更深入而复杂的层面看待人类的本质。

系统理论是从科学发展而来的，却首次被应用于家庭。萨提亚认为家庭应用的语言目前已经不能满足需求，因此她在本文的最后提出了一些富有创造性的术语——真是太让人钟爱了！

萨提亚接着精确地描述了信息接收者和发送者的沟通方式，以及这会如何复杂地影响自尊。她认为应仔细审查这些差别。有些人觉得早在人们提出“自我/他人关系”这些概念之前，萨提亚已经进行了一些变革，这是一个正在创造中的概念。

在本文中，“我相信我们整个身体系统是由如此多的部分组成，在这些部分上我们是没有联结的……”反映了萨提亚对我们内在存在的觉察和关注，而这些后来被隐喻地描述为冰山。

人们有很多种复杂的方式可以保护自己，他们发展在家庭中学会的应对策略，这些策略在很大程度上是由默许规则引发的。在本文中，萨提亚论述了家庭规则（特别是关于评论的规则）之间的关联是如何被识别的、家庭规则是如何被隐藏的，以及期待是如何被了解的。我们在生命早期所学到的内容与成人表现出的理念、期待和行为是联系在一起的。萨提亚敏锐地指出，我们在压力情境下对自我的解释和不同年代人们对差异的解释是很相似的。

萨提亚相信人不是天生就具有破坏性的，而系统性的家庭治疗可以预防关系的破坏。目前已经有很多研究证明了这一充满希望和令人兴奋的观点。可以和这位有伟大远见的老师一起回顾这段时光，我们是多么幸运！

我很想把一些很有趣也很让人兴奋的事物和观念整合在一起，因为我觉得这也会让世界上其他国家和地区的人感到兴奋。通过以家庭作为单元进行工作，我和人们及他们的问题进行联结。就人类而言，我相信我们正生活在一个伟大的时代，因此我会向你描绘我看到的人类成长和变化的历程。这些年，出现了很多新事物——社会精神病学、社区精神病学、存在主义和自我实现的影响。实验的精神随处可见也让人感到兴奋。我也提出了一些有助于理解家庭单元的观念，这些观念的出现在我看来是家庭治疗发展的一个阶段，而不只是某种针对个体或者团体进行治疗的特定形式。

我想快速地对几百年的历史进行简要回顾。在我看来，我们目前所处理的治疗实体都来源于巫师、乞丐、智障者、病人及罪犯。目前我们感兴趣的领域包含了这五类人。我们通过巫师了解精神病学；通过罪犯了解罪犯学；通过病人了解医学；通过乞丐了解社会学；通过智障者了解心理学。这虽然不完全是一对一的关系，因果关系也很难确定，但以上这些对象都曾经被认为是社会的异类，也正是由此得出了最早的诊断分类。然后，就像所有的诊断分类一样，人们提出了一系列的原因，然后是一系列的治疗方法。从对异常的分类、起因及它们的治疗方法入手来回顾过去，我们发现第一个对异常进行原因分析的理论已经无法知晓，而那些相应的治疗方法也已经间接或直接地消亡了。

我会回溯到很多年以前，并试图提出这样的三条脉络：对异常的分类、归因及治疗。我想要了解我们当下的处境。人们并不满足于仅仅把某种状态看作异常，而不了解它的起因。人类是充满好奇心的，他们试图把事情弄明白。当他们开始去关注异常时，他们关于异常的起因的第一个念头就是某种来自外在的未知渗透——当时的某种神奇力量。现在在某些文化中，某些宗教信仰就可以用来解释这些异常。随着时代的进步，人们认为异常也许不完全是由于神奇力量的影响，而可能和人们一出生就具有的特点——遗传基因有关。如果异常是人们与生俱来的，那人们能做的可能就很少，能够忍受就已经该满足了。然而，社会可能会试图将那些基因不完善的人隔离起来，将他们安置在其他的地方。

到目前为止，对于异常的起因我们已经有了三种理论：未知论、外部渗透论和基因论，而相应的治疗方法可能是把某些人处死，或者隔离开。

随着时间的推移，人们发现个体的行为似乎和他的意愿有某种关联，也就是说，他是一个“爱争吵的家伙”，而这就是他的问题。如果人们开始认为他是一个“爱争吵的家伙”，似乎意味着如果这是引起他行为的原因，那么处理的方式就是惩罚他。于是到目前为止，我们有了另外一种治疗方法。随着探索的深入，人们发现个体所处的环境可能和他的行为有关，并得出了自然而合乎逻辑的结论，就是要把他安置在一个不同的环境——因此出现了监护设备，以及相关的后遗症。

稍后，人们发现个体的行为似乎和其自身的某些部分有关，这些部分可以激发个体的行为，但这种激发是个体没有意识到的。这就是所谓的潜意识，对此，治疗的方法就是去发现潜意识并试图帮助个体对自我进行更多控制。这种治疗方法的有力工具之一就是精神分析疗法。然后，人们又发现个体的行为似乎和跟他互动的人有关，于是又诞生了人际关系行为理论。因此，探讨人际关系和环境似乎是很合理的。

我已经简述了一般性的对异常进行归因和治疗的理论，而这些理论说明的都是一对一的关系。随后开始出现了一些不同的观念，比如沙利文在20世纪20年代所写的人际关系理论，通过莫雷诺、史拉弗森和一些其他人，我们也看到了团体治疗的崛起。让个体和同伴一起在同一场合进行治疗的观念也随之产生。这些团体治疗或者同伴团体治疗都是基于一个原则：通过操纵人际互动改变个体行为。在第二次世界大战之前，个体和团体治疗这两种方式就已经开始被应用了。

在20世纪初，还出现了儿童指导诊所，提供了第一种基于人际关系的治疗形式。这种方式会以母亲和孩子为一个单元，因为他们假设儿童的行为受到母亲行为影响。父亲的影响是稍后才被发现的。我们对人际关系有两种用途，一种是用于儿童指导，另一种是用于团体咨询。

在第二次世界大战之后，出现了另一种治疗方式，即针对夫妻的婚姻咨询。大部分的婚姻咨询不是由精神科医生、社会工作者等人士引入专业领域的，而是通过牧师、社会学家及其他精神病学学科之外的人员（请原谅我这样表述）。我使用这样的术语是因为，精神病学、社会工作或心理学专业领域内的我们是精神疾病专家。我们又有了另一种心理治疗的单元，也就是夫妻单元。

因此，到现在我们已经了解了如何治疗单个个体、包含个体的团体、母子单元及夫妻单元。当你从家庭的角度来看这点时，就会发现目前只包含了两种家庭单元，还有父子单元及兄弟姐妹单元没有被包含进来。因此，当我们将父子单元和兄弟姐妹单元增加进来的时候，我们就涵盖了所有的家庭单元。

当把这些都放在一起的时候，我们就已经开始了对家庭的研究。更进一步来看，我们就会发现随之而来的观念是孩子会以间接的方式促进丈夫和妻子在一起。同时，贯穿这些的观念是：人们可以被教导去承担婚姻和为人父母的责任，这就是到第二次世界大战为止所取得的进步。

精神分裂症已经出现了很长时间，并且被用来作为一个标签，这个标签意味着有精神分裂症的人已经无药可救了。虽然，也曾有一些零散的报告说明治疗的进展和效果，但是大体上来说，对于精神分裂症的治疗预后都不是很好。在二战之后，有一些好奇的人开始去思考被贴上精神分裂症标签的人会如何看待他的家庭。我们在心智研究院一起工作的伙伴——人类学家格雷戈里・贝特森，就是其中一位对有精神分裂症患者的家庭感到好奇的人。他在1954年开始了自己的研究，而在同一时期，国家心理健康中心的莫瑞・鲍文则在医院里通过对整个家庭的观察来了解这种情况。在对精神分裂症患者及其家庭的研究中，出现了一些很有意思的事——当我说“精神分裂症”的时候，我的意思是指某个人有了这个标签。精神分裂症患者的表现和他所在家庭之间似乎存在一种重复性的和可预测的模式，这是一种直接的联系。这个发现让人们很激动，因为行为理论再次在未知论和基因论及我之前提到过的众多原因中都占据了重要的位置。这个观点使我们可能有一些新的发现，这有助于了解个体行为，在这里，也就是指精神分裂症患者的行为。然后，一个微小的进展是观察人类的其他行为，了解个体的行为是否和他所在的系统存在着联系。

在早期，我们很少谈到系统。我们只是知道我们看到的一系列模式似乎存在着某种类型的联系。我们似乎应该综合考虑每一组关键的要素，以便可以形成一个系统的单一结果。系统的不同部分之间应该以有组织、有序和连续的形式共同工作，这样就开始发展出节奏和平衡，然后获得某些组成部分应该达到的结果。似乎每个家庭都根据自己的组成部分发展出了一个系统，这个系统可以在某种程度上保持整个家庭的平衡。

这是一个还不够成熟的开始，我们只是观察到家庭是一个系统，就像汽车一样运作。我们熟悉生理的系统，而家庭似乎也是一个相似的系统。在心智研究院里，我们做了大量的工作来试图了解家庭系统，试图发现它们是如何工作的，并试图发现个体需要什么样的干预来将一个并非为了成长而运作的系统扭转过来。我们开始关注一个新的观念，因为当我们试图确定个体的行为是否健康时，我们会有一系列的标准。但是当我们在系统的背景下去看待行为时，这些标准就不适合了，我们需要寻找新的标准。那些可以用来描述功能良好的个体的词可能并不能用来描述功能良好的系统。我们还没有用来探讨系统的词，我们需要发明一些新的语言。虽然我对于我们已经设计出的讨论系统的语言还不是很满意，但是我认为我们将会学习到更多。

心智研究院成立于1959年，专门研究个体和他所在系统的关系。当我们开始去探索这些的时候，我们需要回顾一下已经知道的关于个体发展的一些事情，这样也会让“系统”这个概念变得更明晰。可能所有人都会知道，人们到达现在的状态并且成为目前这样的人，是因为一个三人学习系统：一个男性祖先、一个女性祖先和你自己。在这个假设中，即使个体在现实生活中没有男性祖先和女性祖先，他也会寻找一些假设的形象来形成三人学习系统。所以我们知道每一个人都是三人学习系统的产物：一个是作为他父亲的男性成人，一个是作为他母亲的女性成人，还有他自己。我们也知道，每个孩子出生时只有待成长的各个组成部分，而并没有已发展出的蓝图，也没有任何案例记载过哪个孩子生下来就会有一份指导其成长和发展的说明书。我们可以确认的重要事实是，这个蓝图会随着孩子的成长而被勾画出来。显然，这个蓝图取决于这个男性和女性成人教养孩子的方式，以及对孩子如何成长的指导。

按照字面的意思，这个道理似乎很简单。只要一对夫妻共同商量为他们的孩子做出或者写出一个蓝图就可以了，然而，在实际实施的时候并不是这么简单。当两个成人在一起时，即使他们成了孩子的父母，他们也并不会始终对“什么才是最好的蓝图”有一致的看法。他们不是总能将信息传递给孩子或者对方，所以并没有什么可以确保孩子将从父母那里获得关于他应该如何成长和发展的清晰信息。因此，当我们观察成人如何将他们关于孩子发展的观念传递给儿童时，我们开始关注一件重要的事：沟通。

我们很久以前就知道“沟通”这个词。在大多数沟通中，每个人都是联结在一起的，都会对它有所了解，但是我们会对它进行更进一步的定义。我们说沟通是一条双行路，它发生在一个信息发送者和一个信息接收者之间。无论如何，沟通的进行既取决于信息发送者，也取决于信息接收者。每个孩子都会有两个信息发送者，一个是成年男性，一个是成年女性。不知是幸运还是不幸，孩子的周围还可能有其他的信息发送者，比如祖父母或者姑妈。这也就是说，孩子周围会存在两个或两个以上的信息发送者，而孩子是唯一的接收者。

所以我们产生了这样一个想法：设想一下你是一个收音机，而你正在接收来自两个不同电台的信号——他们并不知道另一个人也在发送信号，并且他们需要通过同一波长来进入。你知道这样会发生什么吗？你会进入无线电干扰状态。在接收信号之后，你还有一个义务是要解读信号的意义，并且不管接下来会发生什么，也不管现实是什么，你都要把这些信号当成是匹配的来使用。加上这样的规则，会更真实：信息发出者和接收者不能彼此交流，或者接收者不能给予反馈，或者他可能甚至不能说明他所接收到的信息是不匹配的这个事实。一个更常见的分析是，我们认为似乎每个孩子都卷入了这样的情境，并且依赖这样的情境而发展出他的自我概念。所有了解个体咨询的人都知道，个体所拥有的自我形象和自我价值感对于个体的行为表现、成长、感受及行动的方式有着很重要的影响。因此，为了孩子的利益，仔细去观察成年男性和成年女性的互动将是很值得的。

我们发现的另一点是，与原先想法相反，孩子从父母那里接收到的所有信息并不都是父母试图给予的。（我们经历了这样一个阶段，当时人们很清楚地认为世界上所有的坏事都与母亲有关，也就是坏妈妈造成了所有的伤害，也发展出了一些处理这种状况的技术。）但是我们发现父母发出信息的意图和孩子接收到的信息之间并没有太多关联，并且，父母中一方发出的信息与另一方发出的信息之间也没有太多关联，特别是当他们没有意识到彼此发出了不同信息时。我们了解到，即便孩子接收到的信息与父母的本意相反，也并不一定会被拒绝。正因为了解了这些，这些人便可以第一次在被指责的框架外寻求帮助。

观察事情的进展和对于事情的进展进行指责或奖赏之间是存在区别的。在此，我想及时地指出，在全世界，以及我所工作过的所有团体中，当人们试图去解释原因时，他们就仍然在一个指责的框架之内工作。当我们寻根究底的时候，很难不引起别人的防御，很难不让人感觉不舒服，很难让人不对抗，并且是以一种没有目的的方式对抗。

如果成人的信息真的不能够像他们期待的那样传递给孩子并且被他们接收到，那我们就需要更仔细地来了解这些。通过这样做，我们可以发现一些非常简单的事情。（我可以很确定地说，世界上简单的事情最常被我们忽略，而且，如果我是任何领域的专家，那我也可以把自己视为最可能忽略明显事实的专家。）我们发现人们很容易在发送信息的时候，给接收者一些我们意识不到的线索。这是一个很简单的解释：当我们全神贯注于内在的自我时，就发现不了我们外在的表现是什么，但是孩子会意识到。我们发现父母有这样一个错觉，他们认为孩子只会听到那些他们希望孩子听到的，看到那些他们希望孩子看到的。我们也发现父母发出了所谓的双重信息。

格雷戈里·贝特森做出的贡献之一是提出了“双重信息”这一构念。而我想跟大家谈谈“双重信息”，是因为我们一直都身处“双重信息”之中。“双重信息”本身并不是病态的。这些信息只是告诉我们父母的意图没有被孩子接收到。让我对“双重信息”做一个界定：设想一下，当我宣布大厦着火了的时候，脸上带着灿烂的笑容。这就带有一些很不匹配的信息。现在如果你在我面前，我面带笑容地跟你说“这个地方正在着火”，你就会进入一个两难的困境。如果你通过我的笑容来获得信息，就会认为这是一件很有趣的事。然而，如果这个地方正在着火，你是不应该感觉愉快的。如果你只听我的语言说明这个地方正在着火，那你将会怎样理解我的笑容呢？这就是双重信息。或者，假设当我和朋友在一起时感觉到身体疼痛，而我不希望这个朋友知道我的疼痛，因为我们还有一些其他的事要做，但是她观察到我的面部肌肉僵硬而紧张，然后问“你感觉怎么样？”如果我回答“我很好”，那我真正表达的是“你不需要了解我的疼痛，我们可以继续我们正在做的事”。然而，我的朋友看着我的脸，可能很容易认为我很愚蠢，我对她说谎，我没有把她当成真正的朋友真诚对待，或者其他类似的想法。这些也是双重信息。

双重信息的出现往往是人们意识不到的，并且我认为双重信息本身并不是病态的。当双重信息不能被探讨，或者不能够被那些接收信息的人认可时，才是病态的。“解释”起码可以提供一些机会来让人理解不匹配的信息。当我在团体中谈论这点时，很多次都有人想说明发出双重信息是不好的，但是我认为人活着就不可能没有双重信息。我相信我们的生理系统是由很多我们联结不到的部分组成的，以至于我们觉察不到大量的身体线索。

作为说话者，我们联结的更多的是内在而不是外在；作为倾听者，我们则对外在呈现的事物有更多觉察，并且从我们所看所听中获得线索。如果我们不能对线索进行评论，我们就必须自己对矛盾的原因进行判定。现在，如果你恰好是一个低自尊的人，你就很可能用冲动的方式对矛盾进行解释，你可能会认为这是一个谎言，或者某种病态的、恶劣的、愚蠢的或者疯狂的行为。除非你可以对它进行核查，否则你很可能对矛盾持有错误的解释。

孩子生来并没有准备好要给予父母任何具体的反馈，他们通常会在出生十二个月之后才会说话。在这十二个月的生活里，孩子不管在和父母相处的时候看到或者体验到了什么样的差异，他都需要自己做出解释。当孩子学会说话的时候，他已经拥有了大量清晰的线索——他对于自己后来要说的话已经有了大量的期待，很多都会出乎成人的意料。

我们很有兴趣去解释这一神秘现象：一个有着良好意愿、正确而又懂得关爱的人，怎么会给孩子传递错误的信息呢？（我确信你已经注意到关爱、友善及努力工作与人们是否会出现家庭问题没有太大关系。）那么，一个有着良好意愿、关爱和聪明的人怎么会仍然有成长得不太好的孩子呢？我认为答案在于他们不知道成人会发出双重信息，而孩子必然从中获取意义。我有时候会好奇每一个孩子是如何整合的，特别是在他人生的第一年中，周围有很多成人的时候。

在心智研究院，有一件很有趣的事是使用录像带。我觉得对于家庭来说，一个很重要的事实是：了解到我们认为自己看起来、听起来的样子和真正看起来、听起来的样子不同。别人从他们那里获得的信息和他们想象的并不一定相同。另一个荒诞的说法是，一个人应该总是对管理自己的方式有百分百的掌控。通过录像很容易消除这样的期待，但是你不可能用录像监控所有的生活。我们在寻找其他的方式来让人们了解他们看起来和听起来的样子并不总是他自己认为的那样。如果你不相信我，你可以在今晚回家进门之后，让你见到的第一个人好好看着你，然后告诉他你认为他看到了什么。充分地描述你的眼睛、鼻子和你的耳朵正在做什么，你脖子的肌肉正在做什么，以及你有没有脸红，然后比较一下他所看到的画面。这是一个描述性的练习，没有人告诉你你有什么问题，你只是在对画面进行比较。

还有一件你可以做的事。我们中很少人看到过自己真正看起来的样子，请你带着一个写着自己名字的卡片走到镜子前，看着镜子，你会看到卡片上的名字是反着的。如果你从来没有看过自己的录像和移动画面，那么你就是带着对自己看起来的样子的错觉在生活中奔忙。你是在用错觉而不是现实来和反馈做比较。同样地，当你第一次通过录音听到自己的声音时，你告诉自己“这不是我，我的声音比这低沉或者比这高”，但是其他的人都会说你的声音听起来就是这样的。一个很简单的物理原理解释了这种差异：在同一个小孔中发出的声音听起来和小孔外发出的声音是不同的。这就再次让错觉有了出现的可能，当然我会用友好的态度来使用错觉，因为我并不畏惧它们。我曾经害怕它们，但是现在不怕了。人们带着一些错误的观念在生活里奔忙，他们以为自己知道自己看起来是什么样，知道自己想要说什么，知道自己听起来是什么样。这是这个信念的第四部分：不管人们希望自己看起来和听起来什么样，他们都错误地相信了自己看起来和听起来的样子。

我们所发展出来的治疗的干预方法很多都基于这类观念——孩子接收信息的方式很早地决定了他们如何发展自己的蓝图。孩子有很多方式接收信息，你现在可以看到在我描述过的预期中，在孩子接收来自父母的信息时，会存在多少陷阱。如果还伴随着这样一个规则——在孩子能说话之后也不能和他讨论他的所看、所听，那么孩子就会在父母意识不到的情况下保持着早期对父母意图的误解。这种情况很可能持续到孩子去上学，突然之间出现了一些他无法看到的对他成长的要求，然后孩子就开始出现问题了。

我想要提出另一个看待孩子成长的观点：我们都曾经是孩子。当我这么说的时候听起来有点滑稽，但是很多成人都会忘记这一点——他们都曾经是孩子，他们的根源都像孩子一样。因为他们都曾经是孩子，我们都有“孩子应该如何不同”的想法。所有的成人都在脑海里有一幅关于理想孩子的画面。人们是从哪里获得这个“理想孩子”的呢？你是如何获得“理想孩子应该是什么样的”这种观念的呢？你的这种观念来源于你不具备的方面，来源于你父母做得不够好的地方，以及来源于他们告诉你那些你应该成为的样子。每个人都希望事情符合自己的理想，因此当有孩子的时候，每个成人都会将自己的理想放在他孩子的身上，这就是社会遗传的方式之一。似乎人们会从家庭中学会关于评论的规则，并发展出他们自己的规则——他们是否可以做出评论，是否可以批判，是否可以做出关爱的表达。个体评论的能力和评论的自由越少，他们就越可能在后来扭曲、压抑和禁止他人的评论。

人们可能会带着这样的规则长大，这些规则只允许他们评论某些事情，而面对其他的事可能只是想象或者幻想，即使这些不是真实的。然后人们会结婚，他们的婚姻关系也许会基于他们对理想婚姻的想法，如果不去寻求现实的确认，就会很容易充满这些幻想。一个女人很容易认为一个男人必须一直是权威人物，因为她的爸爸不是权威人物，而妈妈总说他应该那样。然后，她形成的观念就是要由男人告诉她应该做什么。在求爱期，他对她提出的要求意味着他一直都知道他们两个可以去哪里。但是接下来，同样的事情发生却会带来不同的感受。曾经让人感觉是强大的、照顾她的男人，后来却让人觉得是试图压制她的暴徒。她从哪里获得了这些错觉呢？这不只是来源于她自己的内在，也来源于他以前说“我们去看电影吧”，而她说“不”时，他却坚持说“去吧”，这会让她觉得他是一个强大的男人。这是她的幻想，并且她开始根据这种幻想将自己和他联系起来。由于你不能对它发表评论，也就不必打破这一幻想——你能够继续下去。

然而，有些时候现实终将出现，幻想中的生活不可能再继续下去。我们认为当现实不能继续维持幻想状态时，就会出现一些症状。我们已经有了一些证据帮助我们了解这些变化的轨迹，我认为这是一个很有成效的开始。我们发现人类是不会轻易放弃的，即使当那个女人发现她丈夫试图压制她时，她也会试图用某种方式来解释这些并保持她的症状——因为人们不会轻易放弃。事情往往会这样发展：那个女人会想“我是不值得爱的，这就是证据”。然后她就会更加退缩，然后当然他就会发现自己被疏离，因此他也可能会出现某些问题。然后我们就回到那个神奇的想法，有可能会出现这样的解释：他生来就是这样的，会和错误的人生活在一起，由内心中的小孩来决定做什么。从古到今，这些人在这种时候做出的解释和我们对异常的解释如此相似，这不是很有趣吗？

我们正处在一个关注这些关系的让人兴奋的时代。首先，家庭系统中的理想自我概念得到了发展，而对家庭系统沟通模式类型的研究也更为深入。现在，我们正通过让父母了解更多这方面的工作，来继续探索关于孩子教养的观念。了解沟通比了解你的自我概念更容易，并且在表面上也没有那么多的防御。我们正致力于寻找一些方式让年轻的父母可以用不同的方式来教养孩子，也致力于研究良好的家庭服务。我们认为这样可以发展出一些预防性的方法。我们现在发现每个家庭都有一个可预测的运行系统及一系列的期待和预测，这些期待和预测是每个家庭成员自我概念发展的一部分，它将通过行为和沟通展现出来。如果我们把这些都放在一起，就可以开始了解如何帮助改善那些导致破坏的行为。我们希望更多人能够帮我们做这些工作，这让我和其他人很激动，希望你也是。

需要注意的概念和术语

联合的（Conjoint）：“联”就是将所有的成员都看成一个系统贡献者。这个系统认为，每个人都是一个接收者，而不认为某一个人是另一个人的服务者。“合”就是让整个家庭的所有成员在同一个时间地点见同一个咨询师。这个词强调了感知、互动、交流和沟通而不是精神病性症状。

动态平衡（Homeostasis）：通过家庭内部的平衡力来达到统一并有规则地运行的过程。

自我概念（Self-Concept）：在内部对自我的感知。

自尊（Self-Esteem）：个体认为和感受到的价值。一种掌控自我和环境的感觉，在很大程度上取决于个体认为别人是怎么看待他的。

一致性（Congruent）：事物之间彼此和谐。

一致性的表现（Congruent Manifestation）：言语、声调、面部表情、身体运动展现出明显清楚的信息。

不一致的（Incongruent）：事物之间彼此不和谐。

不一致的表现（Incongruent Manifestation）：个体的语言和表现之间有差异——说的是一件事，但是声音和身体语言有其他含义，导致了一种差异。

两难境地（Dilemma）：出现了两种或者更多困难的情境，在自我和他人之间对于不完全满意的想法进行妥协。

整合（Integration）：个体可以看、感受、想和听；理解他所看到的、感受到的、想到的和听到的；可以自由地表达或者评论，并且能够处理反馈。

功能良好的（Functional）：一个整合的个体感受到评论或表达的自由并且能够处理反馈。

功能不良的（Dysfunctional）：一个不能整合的个体不能自由地评论或表达异议，并且不能处理反馈。

差异（Difference）：涵盖了所有的个体差异；每个人天生和其他任何人的不同。

成长（Growth）：当生存、亲密、生产力及意义感和其他的生命需要得到满足的时候就可能出现；这是对事物和体验的运用。

治疗性的过程（Therapeutic Process）：创造一个开放的系统，让个体意识到他做选择的方式和原因；扩展个体的自我意识，发展新的应对方式。

应对（Coping）：在特定的时间和特定的环境之下，处理和平衡他人、自我和情境之间的需要。

希望（Hope）：个体认为自己有成长的机会。

信任（Trust）：个体可以表明自己的想法、意愿、感受和知识，而不担心被破坏、牵连或者被其他人排斥，或者被告诉其他人的这样一种品质。

改变能手（Change Artist）：任何一个带着“帮助者”标签的人。

生命的需要（Life Needs）：生存、亲密、生产力、意义感和规则。

4

作为家庭治疗师，我个人的成长历程

引言

佩蒂·班德约

在阅读本篇文章时，萨提亚对成长的殷切渴望深深地打动了作为一名治疗师的我。同时，萨提亚对治疗师自身持续成长的关注也激励着同样是一名家庭治疗师的我。她有着与他人建立内在联结的天赋、自发的创造性、关注个人积极资源的态度，以及敢于冒险的勇气。这些品质让她成为家庭治疗领域真正的先驱。因为萨提亚对人类的这种绵延不断、繁荣发展的精神充满好奇，所以她对探索和挖掘人类的内在资源一直保持着浓厚兴趣，再加上她具备与个体进行深层次联结的天赋，这些都使她能够成为一个真正具有天赋和技巧的家庭治疗师。

在本章的开头，萨提亚简短地介绍了她在1951年是如何“无意中闯入后来被称为‘家庭治疗’的领域”。文章生动地描述了她与来访者及其家庭工作时的创新风格。在20世纪50年代早期，当其他同行还在遵循关注病理学的心理动力学观点工作时，萨提亚采用了关注个人积极资源的创造性治疗工具。随后，她找到了新的可能性和前景。她与唐·杰克逊、朱尔斯·里斯金在帕洛阿图合作建立了心智研究院。萨提亚一直致力于进一步发展和完善她的自尊理论。当萨提亚1964年来到伊莎兰后，她对其他同行和他们的治疗模式更加熟悉，包括弗瑞兹·皮尔斯和他的格式塔治疗、艾瑞克·伯恩和他的交互分析、艾尔·劳文的生物疗法等。萨提亚的确是一个真正的合作者，她不仅与来访者合作，也与同事合作。

随着与更多家庭的接触，萨提亚更加确信自尊的重要性。除了致力于发展自尊理论，萨提亚继续创建不同的治疗工具，包括生存应对姿态、模拟家庭、家庭重塑、原生家谱图，所有这些工具到现在仍然受到家庭治疗师的欢迎。对家庭的治疗经验也让萨提亚断定，治疗联盟是促进来访者改变的一个重要因素。她指出："我看到了我所做的事情能够潜在地促进家庭中每个成员自我的发展，促进家庭成员间形成彼此滋养的关系。"值得注意的是，治疗联盟的重要性也受到当代许多学者、临床治疗师和研究者的关注。

本篇文章对那些有兴趣发展家庭治疗工具的治疗师很有帮助，这里将介绍众多的治疗策略。萨提亚对人们言语和非言语信息互动的敏锐觉察令人印象深刻；她与来访者在更深层次联结的直觉力非同一般。她坚信，一个强有力的治疗联盟对来访者冒险去改变和成长是极其关键的，这个观点在治疗界有着持久而重要的影响。要想成为一个成功的家庭治疗师，就必须能与每个家庭成员建立内在联结，并持续不断地关注家庭成员之间言语和非言语的互动。这些内容在本篇文章中都将得到体现。

1951年1月，我无意中发现了我的第一个带有“治疗”性质的家庭。一不留神，我闯入了后来被称为“家庭治疗”的领域。那时的我作为一名心理分析师已经有八年的个体治疗经验。心理分析治疗让病人发生改变的时间需要很长，但整体来说效果还不错，所以我才敢私人执业。在“闯入家庭治疗”以前，我有六年的中小学教学经历和八年的个体治疗经验。

当时，我接手了一名二十四岁的女病人，之前她被诊断为“门诊精神分裂症”。（译者注：指症状较轻的精神分裂症，病人不需要住院治疗，只需定期到门诊复查，这是国外的设置。）她每隔一周来我这里治疗一次，大约六个月的治疗疗程后，她的状态有了很大的改善。就在这时，她的妈妈给我打电话，威胁说要起诉我使她们母女情感疏远。尽管表面上她在威胁我，但让我感受到更多的是隐藏在威胁背后的恳求和伤痛。因此，我邀请她参加她女儿和我的治疗会谈，她马上就接受了邀请。

母亲加入会谈后，病人立即退回到我和她初次见面时的状态。病人所有的成长都从我眼前消失殆尽。我瞬间陷入了怀疑、愤怒、自责等许多情绪的包围之中，直到我的大脑告诫我要跳出情绪，停止责备自己，去观察到底发生了什么。我冷静下来之后，不再只是去关注谈话的内容，而是试着去观察母女间的非言语信息。我注意到其中有重复的模式在她们之间发生，似乎女儿在与妈妈的互动模式与其和我的互动模式是不同的。接下来的观察更让我发现，似乎她与妈妈之间的互动模式比与我之间的互动模式更加强大。后来，我从理论上认识到，她之所以会那样，是因为她和妈妈的关系是建立在生存的基础上，而与我则不是。再后来，我意识到除非病人转变为行为的主动发起者，而不仅仅只是回应者，否则她将毫无希望地成为他人行为的受害者。

不过当时我还不知道这些，但是我开始理解对当前互动线索的回应如何影响了人类的行为，这些行为又是如何最终发展成为一个可预测的模式。当时我也并不了解这些模式又是如何交织成一个系统来满足生存需要的，但我很清楚自己正在违背心理分析治疗的一条规则：不要见病人的亲属。后来，在与那个女儿和她的妈妈一起进行治疗到第五或六周的某个时刻，我突然意识到，这个关系中可能还有爸爸。我询问她们后得到了肯定的回复。

因为过去的那幅病理性的画面只有妈妈，它是不完整的，所以我邀请那位父亲加入。我再次违反了心理分析治疗的重要规则。爸爸接受了邀请加入我们的治疗，他的参与使那些模式有了更多的互动，这与我所看到的母亲和女儿之间的情况是兼容的。当时我没有意识到，我所看到的就是后来被贝特森和杰克逊命名为“双重束缚”的现象。这是精神分裂症患者所属家庭共有的互动模式。后来，病人的所谓“好”哥哥也加入了会谈，这个家庭的画面终于完整了。整个过程中我一直在“摸着石头过河”！

但是治疗进展得很好。我认为，拯救我并鼓励我继续进行下去的是我忘记了治疗，我只是观察和评论我所看到的，将其理论化是后来的事情。当时，文献中除了弗洛伊德的小汉斯个案和沙利文的人际理论，没有任何相关的记载。我所认识的人中也没有任何人在治疗中接待除了当事人之外的其他人。我当时觉得非常孤独。此外，在那段时间里我的生计完全依赖私人执业的收入，所以我必须有“令人满意的客户”（能够支付治疗费用的病人）。同时为了职业的声誉，我不能让病人出现自杀或者伤害他人的情况。为了我的职业操守，我当然也不能强迫任何病人为我个人的目标服务。那个年代，心理治疗基本上采用的都是精神分析的方法，我也试图遵守这一状况。此外，这也是我治疗的唯一途径，我当时拥有的唯一工具就是精神分析。

此后，我开始逐渐邀请其他病人的家庭成员加入治疗会谈中，观察是否存在着类似的情况。事实证明确实如此。对于观察到的这些现象，我还没有完全理解，也不知道如何去创造性地解决。

后来，我基于这些经验，发明了一个新的治疗工具，我称之为“家庭生活事件编年史”。在所有家庭成员都在场的情况下，我会记录每个家庭成员生活事件中的基本事实，即什么时间在什么地方谁发生了什么事情。这并不是社会史，而是家庭编年史。我侧重记录那些具有发展意义的事件和创伤性的经历。我开始这样做的时候只是简单地认为，如果我列出家庭中的父母从出生到现在每年发生的事件，就能够获得一些有关这个家庭的发展的完整感受。这个工具让我有机会了解家庭中的每个成员对“编年史”中的事件是如何体验的。

在询问的过程中，我了解到很少有家庭成员真正了解的事实，他们彼此的观点也是如此不同，以至于在许多情况下，他们对事实有着完全相反的看法。也许“家庭生活事件编年史”最大的价值在于，它谈论的是过去的事情，事实上却是在构建该家庭当下的现实情境。在这个真实情境中，家庭成员开始彼此的沟通，包括添加、纠正、告知和正视各种信息。此外，这一工具也有助于我理解他们过去的情况，并获得纠结于当前家庭的各种力量的线索，而正是这些力量提供了家庭发展的动力。“家庭编年史”成为一种按时间和地点排列家庭事件的可信赖的工具。我试图将这些事件呈现给冒险而来的家庭，对于家庭中所发生的不管是正性还是负性的事件我都会给予同等的关注，因为我的主要目的是让家庭成员把注意力集中在他们个人对互动信息的回应方式上。

回想起来，我认为这个编年史最大的成功之处就在于，它被证明是一种可以信赖的并易于理解的工具，它能真正地揭示当前家庭的互动方式。我开始真正了解家庭中每个人对其他人的想象和期待，而事实上在他们之间这些从未被澄清过。这一点就是我现在的沟通理论的基础。

在完成了几百个案例后，我开始看到家庭中各种系统的出现和影响，由此我的信心倍增。这一工具也成为我现在帮助个体做家庭重塑（我发展的另外一个工具）前做准备的基础。我开始明白，一个人在生命早期所形成的认知常常成为他衡量所处世界及其他人的标准，似乎他仍然生活在儿时的情境中。这并不一定是个新观点，我称其为“过去的学习经验”。我有所创新的部分是，我能够帮助人在他觉得安全的情况下重新认识和理解他实际所处的情境，而不再继续停留在早年的感觉水平。我是在与小组中的家庭开始工作后才发展出这一工具的，我会在角色扮演的过程中使用这些工具。假定我们所具有的任何知识都是来自过去的学习，那么这些都是我们个人经验的积累，是我们所拥有的最好的知识，但它也可能和实际发生的事情只有很少或根本没有关系。尽管如此，我们仍然可以通过过去积累的经验去看待现实中发生的事情，因为它们已经成为我们自身的一部分。

我一直被教导用病理学的观点看待病人的行为，但当我开始观察家庭时，我发现他们的行为大多反映了当前情境中相应的自尊需要。这些行为反应有些能够被他们自己意识到，有些则不能意识到，于是我开始认真地审视心理分析的概念和弗洛伊德的无意识理论。特别是在1955年到1958年间，我在伊利诺伊州心理治疗所给住院医师上课时，我不得不反思我所教授的内容，因为住院医师们会问一些我从来没有思考过的问题。这些经历让我觉得有必要真正地形成我自己的理论基础，于是新的图景开始在我面前展现出来。

我与杰克逊和里斯金在帕洛阿图合作建立了心智研究院，此后，我继续完善沟通的概念，我把沟通看作保持人类系统运转的能量源泉。接下来最紧迫的问题是：什么样的系统的功能是健康的？什么样的系统的功能不健康？人们做此判断的线索是什么？

当我更加充分地意识到一个语言信号实际上包含言语和非言语两种信息的时候，我就能够理解两种信息可能会相互矛盾。我往前走了一小步，将这一点与我正在发展的自尊理论相结合，产生了这样一个观点：人际关系的核心动力是获得心理上的生存。接下来，另一个观点就浮现出来：人们对自己的大部分行为是觉察不到的。那么，我能做些什么才能帮助人们觉察到他们的行为，并让他们有机会决定是否需要做出改变呢？

结合我所知道的关于连续性、沟通和自尊的知识，后来我很快又发明了“模拟家庭工具”“沟通姿态”和“游戏”技术。

顺便说一下，我大部分的治疗工具都是在偶然事件中或根据某一刻的治疗需要形成的。例如，“模拟家庭工具”是在1962年到1963年期间我在科罗拉多州福利大会进行家庭治疗演示时发明的。当时因为有人忘记去安排一个我所要工作的家庭，当得知这一消息后，我努力克服随之而来的恐慌，我告诉自己：“好的，维吉尼亚，如果你对家庭系统是如此熟悉，你应该能够进行模拟家庭演示。”这是我头脑中突然冒出的想法。我尝试着这样去做，后来证明它不仅效果显著，而且成为我一直使用的工具。我会在和很多家庭一起工作时使用它，我也会把学习家庭治疗的学生安排在不同类型的模拟家庭中，在做家庭重构时我也会用到这个工具。在模拟家庭中形成的体验有助于人们快速理解家庭系统的动力，同时认识到家庭系统的共性。

“沟通姿态”是某一天我正在思考我所遇到的各种沟通应对方式时形成的。我头脑中自发地出现五种不同的行为应对方式，这与我多年来观察到的情况惊人地相似。这五种行为似乎都是为了生存，但表现出这些行为的人们对此没有觉察。现在我相信一个人的内心感受与外部表现可能并不相同，我将其称为不一致。这并不是新观点，但是我在其中增加了一个生动的身体姿势画面。

由于我认为身体姿势比言语更有效、更清晰，所以我发明了所谓的"沟通姿态"。我已经发现，特定类型的语言会伴随着特定类型的身体姿势和情感。我只是把它们加以扩展，变得更加夸张化。例如，对一个抑郁的人，我让他以一个笨拙的失去平衡的姿势跪着，头向上看，肩膀弓着像是在乞求某人的拯救，似乎这才是他生存下去的理由。

随着时间的推移，这些姿势表现出互动的方式，展现了人际间的距离和地位的高低。我也能够看到人们如何同时表达两种信息，例如"过来"和"走开"。我称这样的形式为家庭雕塑。这一工具在使用中被不断发展，现已成为引发觉察的有力工具。

1964年，伊莎兰为我打开了一个全新的领域，它被统称为情感领域。在那里我遇到了那些终身对此进行研究的人们，至此我才意识到在治疗领域我所观察到的只是一部分，而其他一些人已经探索得更深入了。这些人都对理解和改善人类的境况很感兴趣，那也是我的兴趣所在。这些人包括：皮尔斯和他的格式塔治疗、伯恩和他的交互分析、艾尔·劳文的生物疗法、夏洛特·塞尔文和伯尼·冈瑟对身体的觉察、唐·早川嘉会的普通语义学、乔治·普林斯的团体激荡法。我还了解了催眠术、电休克疗法、迷幻药、超心理学、睡眠研究、意识状态转换、马拉松、裸体和穿衣按摩及身体形象工作、占星术、心理治疗以及瑜伽、艾伦·瓦兹及其东方的思维方式。上述这些人和他们的治疗方法为我提供了丰富的营养。我通过三个层次来理解这些方法：这些学派如何解读人类存在？如何解释人类的功能失调？如何帮助功能失调的人们重新获得成长？我发现每个学派都能带给我一些东西，我又转而可以把它们用于家庭治疗。

关于自尊的概念一直是我工作的重点。现在对我来说，似乎自尊与我们的灵魂和精神（自己神圣的部分）的密切程度就如同它与我们的身体、情绪、智力、我—你关系的体验及信念的相关程度一样。

于是，我似乎开始明白，无论何时，当我们试图开始帮助其他人时，就必须对人类的灵魂带着深深的欣赏。二十年前我非常小心地避免谈论，甚至提及灵魂，因为那是在组织严谨的宗教领地，而心理治疗的“科学”中尚没有它的位置。

但是我现在认为，如果宗教真的有用，那么心理治疗可能永远不会诞生。我发现人类的灵魂会用不同的方式展示自己。对我而言，灵魂的感受反映在我们如何评价自己，我们如何对待我们的身体、情绪及我们周围动植物的生命。滋养是一个经常在我头脑中出现的词，它不同于依赖或纵容自己，而是意味着一种自由——真正爱自己和尊重自己。我相信一个真正受滋养的个体是不会虐待自己或他人的。此外，我认为，人类的灵魂的确是一种生命力和能量的展现，这种生命力和能量可以继续或重新创造自我。

我相信我们正在开始突破性地进入一个完整的新的精神世界。我发现，获得自我价值感的人是不需要依靠别人而“不劳而获”的。他们明白，因为他们有能力清楚地知道自己就是决策的制定者，因为他们主宰着自己的反应和行为，所以他们能够更好地生存。他们坚信，生命是一个发展过程，总是能够改变，而且他们有勇气愿意冒险。我现在认为，治疗师的工作就是帮助来访者形成这些品质。我也清楚如何改变人们的互动系统，使它朝向实现这一目标迈进，而不是去相反的方向。

随着我的不断成长，我已经拥有了一些经验，这些经验告诉我人类存在某些可以被称作生命力或普遍精神的东西。我知道这种力量包含了许多方面，它们强有力地塑造着人类行为。对我来说它有点像电流，总是在那里，等着人们去识别它，并学会如何使用它以实现有益的目标，这大概就是被称为精神力量的东西，某些我们体验到的类似于氛围的东西。常常有一些观点认为，每个人的身体都像一个发电单位。我们的能量发动机、能量的多少及它的用途都是由我们对自我价值的肯定程度和感受所控制的。我知道当我处于低自尊状态时，我的能量就会低，并且常常指向错误的方向，即大多数时候都是反对自己的。对我来说，这些体验给我提供了一个非常有效的前进方向。不过，很多时候，我认为我很难自己帮助自己，因为涌现出这么多的体验，我需要强迫自己才能在这个方向上进行观察和探索。

现在，让我们返回到另外一个“成长历程”，这是一个有趣的部分，它在我对家庭系统和公共系统进行类比时提供了重要的线索。事实上，我发现在家庭中看到的现象也同样发生在组织、社会和政府机构中。我把家庭看作所有人类系统的缩影，与家庭的工作为我现在与更大的机构工作奠定了良好的基础。

之后我有了一些新的观点。通过类比不难发现，家庭和机构的功能是相似的。父母和孩子的角色类似于总统和内阁大臣的角色，夫妻间的角色关系类似于议会和总统。事实上，几乎从任何团体中都能够发现这些相似性。如果家长像一个老板，系统就可能以惩罚—奖赏的方式运转，他和他的“婚姻伙伴”可能是竞争或是联盟的关系，而孩子们不得不成为奴隶，他们只有通过竞争或者暗中合作来获得奖赏。事实上每个人都在遭受痛苦。这听起来是否似曾相识？

相反，如果家长是一个领导者，他可能会拥有一些富有才干和创造性的“孩子们”，也可能会拥有一个可以真正分享的“伙伴”。你可以试着对学校、企业教堂或任何单位进行这样的比较。

我曾经有机会在完整的省级机构、医院及学校组织中工作。这些组织中存在一些独特的机会和问题，并且，因为我知道组织的规律和特征，我认为它们可以被更好地理解，也完全可能被创造性地改变。例如，如果某个组织系统中没有来自外部的监督者，那么它就不会保持开放。这个监督者并不是扮演警察的角色，他更像雷达塔中的飞机着陆导航员。因为如果没有外部的监督，组织中的人们就会习惯自己已有的角色，慢慢地整个组织都会适应这种方式，比如会放弃每次挑战、不再获取新的信息、总是通过想当然的方式来满足自己。有时，系统中某个成员会死亡或者离开，或者有新成员加入，这些变化都可能会引起其短暂的骚动，但是，如果没有新的变化，家庭随后将慢慢恢复过去的状态，每个人就好像是“旧机器的齿轮”，周而复始地生活。

作为家庭治疗师，我现在知道，我要做的事情是尽可能地促进每个家庭成员自我的发展，并在家庭、社会机构及整个世界中建立滋养型的人际关系。

这显然不仅是个技术问题。作为治疗师或老师，我发现，如果要很好地帮助人们开始去冒险改变并建立可靠的信任关系，我自身是一个关键的因素，否则在家庭治疗和培训中都不可能产生太好的效果。

因此，我自己继续前行的方向就是观察和体验所有能够开启新蓝图的事情。正是在那条路上，我觉得我的“成长历程”将随着我面前打开的蓝图而继续延伸。

5

使单亲家庭运转良好

引言

格劳瑞亚·泰勒

我们无法确定这篇文章写于何时，但毫无疑问的是，当时社会上的离婚率和分居率都远远低于现在。尽管如此，萨提亚的观点在当今仍然具有现实价值。

她在文章的开篇指出，家庭单元是由两个二十几岁的年轻人结婚组成，并一直维持到他们去世。依照主流的观点，单亲家庭、混合家庭和其他非传统家庭则是“次等家庭”。读者们可以自行评估从那时到现在人们对家庭的态度变化。

在萨提亚所处的时代，她的信念是超前的，她认为任何家庭形式都能够运转良好。如果一个家庭单元能够支持健康的孩子成长为完整的成人，度过有价值的生命，那么这个家庭单元就是有效的。正如她在本章中所提出的：“决定一个家庭是否能够运转良好的并非是它的形式，而是它的成员关系。”萨提亚写到，她一直观察着许多新形式的家庭，在那些家庭中，一个合法的或者具有血缘关系的成年男性或女性独自抚养着孩子们。正如她指出的，据估计，三分之一的孩子生活在单亲家庭或混合家庭，而且数量似乎还在增加。的确如此，如果她今天再有机会阅读自己的文章，就会发现自己是一个预言家。即使听说加拿大在法律上已经认可同性恋，她可能也不会感到惊讶。

正如萨提亚所坚持的那样，这些新形式的家庭也可以运转良好。她主要谈及了单亲家庭，但她的观点也适用于任何新的家庭形式。她强调家庭成员关系的重要性，也就是在任何家庭形式中，关系的质量在一定程度上决定着家庭的运转情况。

萨提亚谈到了孩子的智力、情绪、身体和精神的发展。她认为成熟的父母是完整的、具有高自尊的人，他或她将帮助孩子发展出一种能够依靠自己内在智慧的方式。所有这些都是对成年人的挑战，因为对于必须要指导和教授给孩子的内容，他们自己可能还没有掌握。了解这些后，萨提亚创建的阿凡达（Avanta）——维吉尼亚·萨提亚工作网络，以此作为对其他人进行萨提亚模式培训的工具，这些受训者也将在全球范围内继续展开培训。她还写作，并与别人合著了几本书。同时，她的许多工作坊都被录像，今天仍能看到。

当单亲父母承认内心可能存在恐惧和怨恨时，萨提亚会鼓励他们去寻求帮助，用更“一致”的方式来养育孩子，而不只是成为一个自己能够独立处理孩子问题的家长就够了。

她认为，孩子具有和无监护权的另一位家长进行接触的需要，她还强调，这是应该给予孩子们的自由。然而，现在常见的现象是一位家长在任何事情上都指责配偶，甚至通过孩子们传达。现在我们要教导父母不要把孩子牵扯到属于父母的悲伤和怨恨里，它们不属于孩子。当然，如果萨提亚是在今天写这一部分，她将会把孩子也纳入进来，例如与他们分享而不是为他们做决定。

萨提亚用温柔的方式鼓励离婚的夫妻表达出他们对关系和未来梦想的丧失的悲伤，因为重新建设生活需要这个过程。她劝说离婚的夫妻寻找友善的倾听者、朋友和其他处在同样情境下的人，并且去寻求生活的乐趣。风趣是萨提亚思想的一个重要特征，在文章后面部分她提醒读者："我建议你和你的孩子要变得更具幽默感。"

萨提亚允许情感、混乱和恐惧的存在，然后继续为改变的过程提供重要而有用的建议。在今天，她的文章与她最初写作时有着同样的价值。

● ● ● ● ●

仍然有很多人认为，只有那些男女两人在二十多岁时结婚生子，并将婚姻关系保持到死亡的家庭才能够运转良好，因为孩子可以从同一对父母那儿获得他们所有的照料。几个世纪以来，这被认为是一流家庭唯一的形式。其他所有的形式（单亲家庭、混合家庭、没有血缘关系的扩展家庭和其他非传统的家庭）在许多人的眼里依然是"次等"的。

然而，我相信，任何家庭形式都可以运转良好。我所说的运转良好是指，孩子成长为非常完整的成人，照顾他们的成人也过着有价值的生活。我在任何形式的家庭中都看到过美丽健康的孩子和积极向上的成人，我也在任何形式的家庭中都看到过不健康的孩子和成人。决定一个家庭是否能够运转良好的并非是它的形式，而是它的成员关系。

对当今社会而言，任何形式的家庭都可以正常运转的观点是非常重要的。我们看到现在的社会出现了许多新的家庭形式，特别是在西方国家。最常见的一种家庭形式就是单亲家庭，在这样的家庭中，与孩子有法律或者血缘关系的单一成年男子或成年女子独自照料着那些孩子。我们也看到很多混合的家庭，在这样的家庭中，成人们没有一起孕育过孩子，成员是通过离婚、再婚或者收养而构建的家庭。事实上，大约有三分之一的孩子生活在混合家庭或单亲家庭中，并且数量似乎还在上升。由于有如此多的孩子在新的家庭形式中被抚养，所以，认识到这些家庭形式也可以运转良好是很重要的。

在这篇文章中，我将把我的观点讲述给单亲家庭的成员们。我不会讨论这种家庭形式形成的原因，相反，我将讨论它存在的形式，并分享如何让它成为一流家庭的观点。这里的重点是：如何能让家庭以每个成员都能获益的方式运转呢？这就是本篇文章的主题。

我尤其想把这篇文章推荐给那些在怀孕期间就确信他们彼此会一起陪伴孩子长大成人的夫妻。我也相信，我写的大部分内容也将适用于任何独自照料孩子的人，我想让读者们自己去选择适合自己的部分。

阅读本章的治疗师和教育者可以寻找创造性的方式与来访者交流我所强调的观点，这对治疗师和接受治疗的家庭都是有益的。重要的是我们要记住，单亲家庭可以运转良好，具有挑战性的是如何找到让家庭运转良好的方式。

正如我在前面所说的，在任何家庭形式中，关系的质量很大程度上决定着家庭是否能够运转良好。所有的家庭都遵循这样一个原则：家庭成员之间要形成良好关系的一个关键因素是家庭中每个成员的自我价值感。

一个高自我价值感的人能够理解他周围发生的事情，能够信赖自己，对自己充满信心，能够与他人建立亲密的关系，与同性和异性都拥有有意义的关系。

单亲家庭中主要的担忧是如何照顾那些正在成长的孩子。所以，了解孩子和他们的成长过程对单亲家庭的父母是有帮助的。孩子是一个需要别人帮助才能够成熟的新生命，这种成熟包括许多方面的需要：

孩子有身体发展的需要。孩子需要别人适当的身体照料才能够成长得健康强壮，孩子也需要获得关于如何照料自己身体方面的知识。

孩子的智力发展需要心理上的激发。通过正式或非正式的教育开启孩子的心智，并且使它变得丰富而深刻。

孩子有情感的需要。孩子需要学会区别、管理和利用情感，以便形成健康而丰富的自我。

孩子有社会化发展的需要。社会经验的积累需要孩子学习如何与他人一起丰富自己的生活，如何与不同性别的人建立有意义的关系，以及如何与他人合作。

孩子有感觉方面发展的需要。感觉的发展需要孩子学习如何使用自己的感官去体验生命的多样性，包括歌曲、舞蹈、香味、颜色和世界的质感等。

孩子有精神发展的需要。孩子在精神方面需要体验他（她）自己的生命力，了解到我们所有人都与一种普遍的生命力相联结。

父母需要帮助孩子发展和整合上述的各个方面，这样孩子才可以在这个逐渐成熟的过程中，成长为一个完整的、具有高自尊的个体。同时，还需要帮助孩子去发展寻求和依靠自己内在智慧的能力。

对任何一个抚养孩子的父母来说，帮助一个孩子在以上所有方面成熟是一件很困难的事情。对那些自己还没有完全成熟的父母来说，这尤其是一种挑战。在这种情况下，这些父母面临的问题是，他们必须要教授和指导孩子那些自己还未掌握的知识。如果你觉得自己正处于这种情况之下，我建议你去寻求帮助，不管是家庭成员、改变性团体或专业咨询都可以来帮助你学习所需要的指导。在任何家庭形式中，成人都面临着这种挑战。不过，在单亲家庭中，这种挑战更加明显。

有些人会觉得在自己成熟的过程中寻求帮助多少是有些羞耻的，其实不必感到羞耻。如果作为父母，你实际能够做到的与你想做的事之间存在差距，那么寻求帮助就是明智之举。因为这种差距常常使父母产生很多恐惧、挫折和怨恨，不知不觉中，这会转移到孩子的身上，并被认为是孩子的问题而不是成人的问题。重要的是判断存在何种形式的问题，并为那些因你而形成的问题负责任。

孩子也需要学会用爱和接纳的态度来看待自己的性别，并用平等的态度对待异性。孩子会反映父母的价值观，那些尊重自己和异性的父母会帮助孩子学会尊重自己和异性。

为了做到这一点，单亲家庭的家长需要首先拥有这种价值观。然后，家长要寻找机会去和不同性别的朋友交往，并且鼓励自己的孩子也去这样做。没有比做示范更好的教育方法了。

每个孩子在内心深处都知道父母对同性和异性的感受是怎样的。出于对父母的忠诚，孩子常常认为父母的价值观就是他（她）自己的价值观。

没有男人可以了解做一个女孩或女人可能有的感受，也没有女人真正了解做一个男孩或男人可能有的感受。成长中的男孩需要有可信赖的成年男性和女性指导，成长中的女孩也一样。负责照顾家庭的成人需要有意识地寻找这样的指导者，并鼓励他们出现在孩子的生活中。家庭中的成员都可以做这样的指导者，如：祖父母、伯父或伯母、年长的同辈、亲密朋友、另一个家长，等等。如果你的家庭没有这样的指导者，你也可以在别处寻求，例如男孩和女孩俱乐部、教堂及孩子学校的好老师。重要的是，认可孩子对可信赖的两种性别的成年伙伴的需要，然后确保他们与这样的人进行交往。

孩子在父母一方离开时的年龄与上述的情境会有关系。从孩子的角度来说，过去一直存在并将持续存在父母两个人，即使其中一个已经离去或者死亡。如果父母其中一方在现实中不存在，他们就将存在于孩子的幻想中。这就是孩子内在生活的一部分。

正如我在“合作养育”部分所解释的。重要的是，如果可能的话，让孩子与离开的那一方有接触，那么，孩子就可以形成关于父母的真实的而不是幻想的画面。如果孩子没有机会和离开的一方接触，那么负责照料的一方需要尽可能真实地向孩子介绍离开的一方。

在现实的家庭生活氛围中，有时孩子的幻想会受到压抑。当他们不能释放和处理对父母离开的悲伤或愤怒时，就很可能出现压抑。因为在任何梦想破灭时，总是伴有悲伤和失望。允许自己和孩子们表达悲伤有助于确保家庭不会出现压抑。

在离婚的情况下，我认为孩子能与父母双方同等地接触是极其重要的。这样做有很多理由，其中一个重要的理由是要寻找尽可能多的资源养育成长中的孩子，而另一方是很重要的资源。

对父母双方来说，给予孩子们接触另一方父母的自由常常很困难。特别是当父母最初的梦想破灭而变得非常不愉快时，或者是在分离的过程中存在过多的指责时。然而，及时给予孩子这样的自由是非常重要的。

多年来，我们的社会和法庭通常在离婚的家庭中营造敌对的情境，这样的结果会造成父母一方是“错误的”，另一方是“正确的”。传统上，孩子会由“正确的”一方养育（通常是母亲），“错误的”一方（通常是父亲）只有有限的探访权利。现在，越来越多的人意识到，当夫妻离婚时，父母不应该和孩子彻底分开。他们看到，离婚对孩子最大的破坏性影响之一，是父母一方在现实中的丧失。现在，人们认识到，孩子需要一个有效的妈妈，也需要一个有效的爸爸。

离婚的夫妻可以采取有益的方式一起合作，让孩子顺利地成长。只有在夫妻双方已经“清理掉”破碎的梦想，并放下指责和内疚感后，他们才有可能顺利地合作。

另外，对于孩子来说，让他们拥有父母的真实画面非常重要。当孩子与每方父母都有同等的接触时，才有可能做到这一点，而父母和孩子都可以从中受益。我的经验是，当离婚的夫妻决定他们必须为了孩子的利益找到继续在一起合作的方式时，他们常常会发现在他们的内在有从未被意识到的部分。许多离婚的夫妻告诉我，通过为了孩子而一起合作，他们已经成为很好的朋友。

不管父母一方是出于什么原因而离开，重要的是，所有的家庭成员，包括孩子和成人，都可以自由地为这种失去表现出哀伤。哀伤包括允许你自己完全地体验丧失、体验对丧失的感受和由它带来的痛苦。通过顺利地经历这个脆弱和痛苦的阶段，你才能够迎接将要发生的新的可能。

如果你没有充分地表达哀伤就继续生活，你就没有为新生活的开始清理过障碍。只有当你在情感上自由完整地对旧梦想的破灭和原有配偶的丧失表达哀伤，你才会拥有令人满意的、有意义的新生活。

哀伤的过程包括以下几个步骤：

第一，你要觉察到生活会出现无法控制的情境，而且那些情境的对错并不是问题的关键。

第二，另一个需要应对的阶段是当离婚夫妻的一方再结婚时。另一方可能产生强烈的情绪感受，他（她）需要承认、表达和接受那些感受。将新的伴侣融入家庭可能是困难的，然而，这也是一个让孩子在生活中拥有更多有爱心的成人的机会。这个机会在于如果单亲家庭运转良好，任意一方的新配偶都更容易融入进来。（另一篇文章将会介绍这个主题）

第三，你需要承认你自己的感受。承认感受的例子有："我非常愤怒！""我感到很伤心。""我感到非常无助。"然而，人们经常陷入一种困境——因自己的情绪指责别人。这样的表达可能是："你让我感到如此愤怒！你让我感到非常伤心。"也有时候是这样表达的："你为什么要这样对我？"或"为什么这样的事情发生在我身上？"

重要的是，你要知道，你承认自己的感受和你因自己的感受而指责自己或他人是不同的。当你为你的处境和痛苦指责其他人时，你就很难为自己创建一个充满希望、快乐的新生活。

如果你被指责性的感受所支配，或者深陷其中，那么寻求专业性的帮助是很重要的，因为你扼杀了自己的成长，你正在把自己的能量用于无法成长的地方。你也正在严重地威胁着你的孩子的成长，特别是当他们还小的时候。为了你的幸福，也为了给你的孩子明智的指导，你需要穿越这段脆弱和痛苦的阶段。

第四，不管出现什么感受，你都需要原谅你自己。当然，它们属于你，但它们只是浮现出来的你的一部分。允许你的感受表现出来，接下来才是整合新生活的过程。从长远来看，这些感受只是暂时的，然而，对你和孩子们来说，它们必须要被表达出来。哀伤的过程有一部分就是体验你对已经离去的人的感受，那意味着表达痛苦和愤怒，也包括表达有价值的部分和爱。

在这段日子里，我们所有人都会有所谓“好”的部分和“坏”的部分，记住这一点对我们是有帮助的。圣人（全是“好的”）或魔鬼（全是“坏的”）几乎不存在，你是两部分的结合，离去的那个人也是这样。如果你发现自己只在意离去的那个人的“圣人部分”或者“魔鬼部分”，那么你记得的只是一个僵化的人，而不是一个完整的人。

如果你符合上述情况，那么找一个可信赖的人分享这段日子里你的感受，能够让你获得支持。你曾经被伤害，这伤害需要你允许自己去感受它，以使你自己痊愈。

从长远来看，这些哀伤的感受只是短暂的。但是要将它们表达出来可能很困难，特别是对所谓的“负性”感受，如愤怒和悲痛等。大部分人拒绝新的东西，当伴随着一个深深的丧失和痛苦感受时，这种拒绝会更强烈。然而，如果你要重建生活，表达哀伤是必要的，鼓励你的孩子表达哀伤也是必要的。如果这对你来讲真的很难，那么就找个人帮你度过这个过程。

了解这一过程不会马上结束也很重要。当我们身处痛苦中时，就很难看到周围的情况。要对自己耐心一些。

同时，当我们的情绪非常强烈时，我们的心智常常不能很好地发挥作用，我们可能发现自己会做出跟丧失未曾发生前一样的反应。我还听过人们说生者会伸手去碰触已经故去的人的手，也有人告诉我，在丧失发生的几周和数月内，他们发现自己仍期待失去的一方在某个特定的时间回来。我们必须给自己时间调整，以适应新的生活。

然而，这个过程是困难的，但也是有价值并且有成效的。它使你能够塑造一个满意的新生活。新的生活将是不同的，它可以是很有意义的、完满的。相信它，相信你的能力和资源，当你经历哀伤的阶段时，相信你的智慧。当你顺利地度过这个阶段后，你将体验到一个新的、完整的自己，并会想象未来的希望和可能性。

你应对单亲家庭家长的现实和需求的能力，与你的自尊程度和你碰触自己感受的自由度有关。

因为我们是人，所以我们需要对发生的事情寻求解释。面对丧失时，人们可能会形成两种解释：一是“我很可怜”（指责自己）；二是“都是他（她）的错”（指责别人）。指责自己是一种“我什么都不是”的观点，并且形成内疚感；指责他人则与指责自己的方向相反。两种观点都会阻碍你重新建设新生活，对你的孩子都有负面的影响。

我们来举一个例子，说明上述这种应对方式是如何影响孩子的。女人是一个单亲家庭的主要部分。如果她责备自己或她的前夫，她的孩子们便将从她那里进行内隐的或外显的学习，并将这些反映在他们的行为和态度上。

例如，女儿可能会学习到这样的观点：“永远不要相信男人”，或“你必须取悦男人，做任何男人想要你做的事情”。这些教诲会在女儿的头脑中萦绕，并且让女儿对自我或对男人形成消极的观点。

儿子可能会形成“不要像父亲那样”的观念。由于儿子是男孩，他可能认为男人是不好的。而更为有害的行为是母亲和儿子过度纠缠，从而导致儿子与其他的女性在一起会感到不舒服。

这是极端的情况，然而，现实中的确有很多这样的例子。

如果单亲家长是父亲，他也可能因为责备自己或前妻，掉入同样的陷阱。他的儿子和女儿可能会出现同样的问题。当他主要以指责的方式来对待配偶的离开时，孩子们也学着这样，表现出很多类似的方式。

我认为单亲父母为自己建立一个支持性的团体是很有帮助的，尤其当团体中有其他单亲家长时，这会更有帮助。这会让你意识到其他人也需要独自管理单亲家庭。这些人可以和你分享他们经历的痛苦和快乐，他们的成功和失败，并提供切实可行的建议。

拥有朋友，有生活情趣，和其他人一起做你特别喜爱的事情也同样重要。如果你每天做的只是工作和家务，那么生活就会变得很黯淡。当然，这也会体现在你的孩子身上。你需要为自己留出时间，并保持激情，追求自己的爱好，拥有来自其他成人的友情。

你的心理健康状况和生活前景与你对生活的满意度有很大的关系，记住这些也会对你有所帮助。支持性的朋友、家务以外的爱好、拥有自己的时间都有助于你保持积极的态度、健康的生活观和高自尊感。

对单亲父母的巨大挑战之一是建立令人满意的生活。对生活不满意的父母会给孩子带来更多的困难。下面是一些忠告，帮助你使单亲家庭运转良好。

首先，当配偶离去时，允许你自己和孩子经历哀伤的阶段，不管这种离去是因为死亡还是离婚。

第二，一个家庭变成单亲家庭的事实和对此的感受是两件不同的事情。对一个健康的单亲家庭，我建议孩子应该从所有相关的人那里了解真相，而不只是父母中的一方。孩子需要像成人一样完全了解真相，如果可能，在事情发生时就告诉他们真相也是有帮助的。如果当时无法告知，那么也应该让孩子及时了解真相。孩子从来不会因为年龄太小或太大而不能被告知事实。

孩子对所发生事情的情绪感受甚至可能会超过父母。如果孩子没有被告知事情的真相，他们就会形成自己的想法。他们经常会贬损自我价值，例如，如果父母离婚，他们可能会指责自己，认为是自己的错。还有一种可能是孩子会把事情隐藏在心中，从而造成不必要的苦恼、罪恶感和情感上的痛苦。

第三，要注意不要用你的孩子去对抗另一方，或者用另一方去对抗你的孩子。如果发生这样的事情，就会对家庭关系造成损害。这样的沟通方式会让孩子不能表达正在发生的事情，他（她）就不得不把这些事情隐藏在内心，从而带来很多麻烦。

第四，满足孩子的某些不能延迟的需要。父母一方由于死亡、离婚或者其他原因离开后，生活还必须进行下去，必须有食物和居所，必须支付账单，必须重新安排生活。即便是在难于做出计划和决定时，仍需要做出计划和决策。

找一个朋友或支持性的团体给你提供建议、信息和友情，这对你可能是很有帮助的。在一些大学、基督教青年汇和当地的机构里，可能有特定的咨询中心，它们可以帮助人们在外界发生变化时做决策。如果你觉得这些地方适合你，那么就去那里寻求帮助。

如果单亲家庭的家长能熟练应对这些变化，同时，家庭成员能学会在一起很好地合作，那么所有这些事情的处理当然都会更容易一些。如果不是这样，就需要寻找资源帮助你应对这些事情。

第五，建议你和孩子培养强烈的幽默感。幽默感可以治疗很多问题，在你生活困难的日子里，它是很有价值的。

第六，如果可能，你可以和孩子建立一个相互学习和教育的情境。孩子们所拥有的巨大资源常常令我印象深刻，他们可以提供给父母大量的东西，这对单亲家庭特别有帮助。如果你完全被“家长就是无所不知、无所不能的”这样的观念束缚，那么你就没有机会寻找和挖掘孩子的资源。

第七，另一件你需要意识到的事情是孩子需要引导。你必须记住，是引导而不是监督。家庭中的每个成员，不论年龄大小，都可以贡献自己的价值。你的职责就是去发现并培养孩子们的这些能力。

记住，表达“是”和“不”的界限和可能性也很重要。对你的孩子说“是”或“不”并不表明你爱谁、你拒绝谁。为了表达完整的“是”或“不”，重要的是尽可能把你的要求完整地告知孩子。如果你没有掌握需要的信息，最好说“我现在不能做出判断”或“等一等”，而不是在信息不完整的情况下说“是”或“不”。

当原配夫妻中的一方要离开时，家庭成员经常会出现复杂的感受：震惊、迷惑、生气、无助、受挫和偶尔的解脱感。这些感受是单身父母面对现实困难时经常会体验到的感受。跟其他现实中需要考虑的事情一样，他们也需要创造性地处理这些感受。然而，你需要意识到这并不是你或孩子们的新体验，我们所有人都需要学会创造性地处理，正是这种应对方式展现出我们生命的本质。

这样的觉察对我们是有益的——我们意识到自己是普通人，做的是普通人面对的事情，并且大部分人都在尽自己所能做到最好。因为我们生存的世界既有压力和威胁，也有机会，只是某些时候我们不能清晰地看到这一点。尤其是当夫妻一方离开时，威胁和压力是如此巨大，以至于容易让人感觉到事情多得难以应付。在这种状态下，你可能很难看到希望，也很难寻找到能给我们希望的机会。

在那些黑暗的日子里，你要提醒自己你是一个奇迹。所有的人都是奇迹。还会有哪种生命和人类一样具有如此多的潜能和可能性呢？有时我们忘记了我们的资源是如此丰富，当我们忘记时，就会变得沮丧、病态和无助。然而，事实并不一定就是那样，我们还有其他途径。

如果我们能坚持认为，高自我价值感、冒险的愿望、对生和死及死亡和再生的理解都是人类生命的组成部分，那么生命就有无穷的可能性。生命有些像浅浮雕：一件事情结束，另一件事情就浮现出来。记住，丧失过后存在着出现一个丰富新生命的希望，这可以使你能够真正寻找和发现你需要的资源。

你可以从许多地方寻找资源，你拥有个人的能力和技巧，你可以看到自己人格整合的程度并完善它。你可以从你的经验中观察和学习。在整个过程中，你可以重新唤起你的创造力。

如果你能记住上述忠告，当你关注现实状况时（你的财务状况、生活安排、重塑环境），很快就可以知道自己需要做什么事情。

面临新的情境会让我们陷入未知，那似乎是令人恐慌的，尤其是当这个新的情境是由梦想的破灭和婚姻伴侣的丧失而导致时。

这样的丧失是令人不愉快的，然而，我的确感受到它们就是生活的一部分，没有人可以对它进行预测。如果我们能放下所有“这是糟糕的”和“我很可怜”的想法，我们就可以变得有创造性，我们就可以让自己的能量自由地用于自身其他部分的成长并变得更完整。生活永远都会继续，就像河流一样。当我们对它们敞开时，总会发生新的可能性。

作为单亲家庭的管理者，你不是被社会排斥的人，你是社会中创造可能性的人。请坚定地相信这一点。

6

联合家庭治疗

引言

斯蒂芬·史密斯

1993年，我正在一个成瘾治疗中心工作的时候，接触到了维吉尼亚·萨提亚的工作方法，之后对其方法的学习一直持续到现在，而且转变了我对治疗事业的看法。本章介绍了很多能够带来转化的理论和方法，萨提亚在本章中也阐述了她的家庭治疗理论和方法的要素，这个理论是她在心智研究院与贝特森、简·海利、约翰·维克兰德及唐·杰克逊一起工作时发展出来的。她把干预的焦点放在家庭系统成员之间的关系上，而不是成员本人身上。

萨提亚的理论有两个重要的启示。首先，萨提亚将注意力从作为系统问题承担者的个体身上移开，以这种方式移除了对个体的职责，不再让个体为系统的精神病性问题承担责任，因为表现出的问题本身并不是问题，系统应对问题的方式才是问题。萨提亚认为症状本身只是系统问题的一个可见的信号，是否定问题并且压抑清晰的、明确的沟通的结果。其次，如果只改变症状而不改变出现症状的系统，那么只会导致个体继续出现类似的或者其他形式的替代性症状。萨提亚的治疗不是试图矫正症状，而是聚焦于整个系统的成长。

接下来，萨提亚对什么是健康的人进行了描述：他（她）是一致的、高自尊的，能够意识到自己是一个良好的决策者，并且能够对选择的结果负责任。这些词汇也被用来形容有能力的治疗师。萨提亚认为，在干预的过程中，治疗师要变成系统的一部分，如果治疗师没有能力进行清晰、明确的沟通，就无法帮助家庭向更好的状态改变，因为家庭只是以其一贯的功能不良的模式进行反应。

萨提亚的治疗模式将治疗师的角色从一个判断对错的法官转变成一个提出问题的探索者，而她所提出的问题往往是被参与者所压抑的。正是对这些问题的讨论，澄清了阻碍家庭成员间明确沟通的规则。当治疗师揭示出家庭经常运行的潜在规则时，家庭成员就可以决定哪些规则是他们想要保留的，而哪些规则是他们想抛弃的，因为那些规则不再适合他们的家庭。

在本章中，萨提亚很好地展示了她对于人和治疗过程的信念如何直接影响了她的实践工作。她为任何想要学习该模式的治疗师提供了一个机会来发展一种实践方法，这种方法能够创造一种信任和尊重的氛围，从而引发真正的改变。

我的治疗核心是对互动概念的应用，治疗是通过探索家庭系统来直接处理个体目前的规则和进程。当治疗揭示出家庭的规则和进程时，就会出现一个重叠的测验网络。我把家庭看成一个运行单元，它有着维护自身运行的规则，这个单元中的每一个个体在运行中都有着自己的独特性。这个单元也是一个系统。系统的规则有先后顺序，所以，当个体的规则和家庭的规则发生冲突时，系统会知道接下来将发生什么。

我把行为看成互动的结果。恰当的行为是指个体在持续变化的情境中，根据环境扮演自己的特定角色所做出的行为。恰当的行为促进了自我的愉悦和发展，也促进了家庭共同目标的实现。不恰当的行为则是家庭功能不良的信号。我将症状看成一种报告，孩子出现问题表明了父母婚姻关系的失调。孩子的症状虽然扭曲了他体验到的抑制沟通，但也让这种体验变得更加显而易见。

沟通是人们满足需要的方式，一个人如果不能沟通就无法使自己的需要得到满足。在一个家庭系统中，人们学会了如何进行或者切断沟通，有些家庭否认那些客观的事实而去创造或者构建一个“真相”，在这样的家庭里，会产生通过症状来表现事实的成员。我常常发现在功能不良的家庭中，成员之间极少直接提问，他们常常采用暗示而不是直接的方式和对方说话，或者他们干脆压抑问题。在一个压抑的家庭中，我看到的结果只能是焦虑、敌意和彻底的无助。设想一下现在我是在说话而不是协作，而你需要说出我所讲的内容，即使你遗漏了一些内容或者有些地方不明白，你也不能提问，那么你就会变得焦虑。如果你根本没有听到任何要点，你就会变得充满敌意。如果你遗漏的内容更多，你就会最终变得无助。

当然，提问是一种冒险。如果家庭成员害怕在提问中暴露真相，他们就会禁止提问。低自尊的家庭通常会这么做。男性和女性两名“建筑师”结合，组成了家庭。我相信如果这两位“建筑师”具备高自尊的话，他们建成的大厦将会是一个让其中每个人都珍视自己的系统。在这样的系统中，每个人都可以谈论他们个人所感受到的事实，并对此提问。这个家庭的所有成员及家庭单元本身都能创造出并使用弹性的、恰当的、让人满意的且能够适应变化的规则。这个家庭单元将与社会形成一种开放且充满希望的关系。

在我的理论中，自尊是重要的一点。我是一个积极的人。我相信人们一直在尽己所能地试图在他们所知道的范围内做到最好。我认为我的工作有两个重要的部分：学习和体验。我通过允许和鼓励人们去体验，来教会每一个人通过自身的独特性与自我联结。家庭成员需要体验自我和他人。我在想要明确某件事情时，会使用谈话和澄清沟通的方法，尽管它们有时候听起来很简单并且有些重复。我会使用我发明的练习和游戏来加快和加强家庭对于沟通的体验，这些练习和游戏建立在人类的想象和感觉的基础之上。我致力于提升人们的觉察能力，并提高他们对沟通的欣赏。观察、聆听、注意、获得理解、赋予意义都是其中的一部分。我的很多结构化的体验都说明身体在沟通中很重要。如果一个人在说一件事情时，他的身体透露的却是相反的信息，我就不会相信他说的话。我认为当一个人的所有信息都处于同一个层面时，他才是一致的。也就是说，他的身体、注意力、动作、语言、声调和面部表情彼此协调时，我才可以听取他所说的内容。我可以清晰地体验他并可以相信他。

我的治疗目标和方法是，使人们清楚地知道他们是可以沟通的。他们能够感到安全，因为他们可以被别人了解，也可以了解别人。在治疗中，我努力帮助他们意识到沟通的结果，或者真正发生什么事取决于他们自己。一个家庭是否是一个良好的居住、生活及享受的地方，取决于家庭成员之间能否彼此理解。对理解和被理解的赞赏会让家庭成员感到自身有价值。他们在看到自我和对方的价值的基础上建立自尊。当他们对自我和他人足够尊重时，选择就会变得清晰。人们通过明确的沟通来向自我和他人展现他们是谁，身在何处。他们因为开放而互相信任，这类家庭所创造的就是一个良好的生存环境。

治疗的理论基础

“症状是家庭的产物”这个观念主要的前提是所有的家庭都像一个系统一样运行。我把家庭成员的症状看成家庭系统功能不良的具体表现。对整个家庭进行治疗是符合逻辑的。

家庭系统有自己的次序和序列，并且它们似乎是可靠的。家庭成员常常会无意识地知道接下来会发生什么。家庭系统通常也会表现出不平衡性。我们在很多方面都有成长的需要，比如在身体、情绪、社交和智力方面的成长，以及在生存、亲密关系、生产性和建立意义和秩序领域中的成长。这些成长的需要很少被满足，而且在一个家庭中也并不是每个成员都能得到同等程度的满足。系统可能部分地满足某些成员的需要，其他一些成员可能会被完全忽略。系统有着自身的次序和序列，也就是自己会执行做决定的过程，对协商和权力分配有着自己的原则。系统的规则控制着沟通：谁有发言权，谁在为谁说话，谁在指责或者表扬他人。这些都是对家庭系统进行观察时可以考察的因素。

根据这样的观点，任何家庭成员的行为都是完全恰当并可以被理解的，家庭成员的行为适应了家庭的系统。个体的行为可能不符合他自身成长的需要，或者看起来不能满足其他家庭成员的期待，但是确实适合整个家庭系统。理解整个系统才能理解症状的表现者，或者说被认为是病人的人。

这个方法始于我对那些孩子患精神分裂症的家庭的观察。他们报告说夫妻间的婚姻关系非常完美，疯狂的儿子或女儿才是问题所在。实际上，夫妻间个人的不足、挫败感及失望情绪的证据都被掩藏起来了。如果生病的孩子有所好转，夫妻关系反而会恶化。所以病理是在系统中，而不是在个人身上。

对这些家庭的沟通模式的研究得出了“双重束缚理论”。简单来说，双重束缚理论大胆地指出，患精神分裂症的孩子是在一个同时发生的矛盾的情境中学习行为和沟通的。孩子同时收到的言语信息与非言语信息并不一致。比如，一个妈妈可能会说“约翰尼，如果你爱妈妈的话，就过来靠近妈妈一些”，而同时，她的姿势却透露出严厉。

这样我们就不知该做何反应。如果我们在一个影响我们生存的人那里接收到双重信息，我们就会被这样一种情境束缚，这种情境意味着我们对赖以生存的“应该的”规则的回应和期待将会威胁我们的成长，身处这种情境的孩子就会出现症状。但是，重点并不是不好的父母让孩子生病了，重点其实在于除非家庭或者症状表现者的环境发生改变，否则症状表现者古怪的和看起来没有意义的行为其实是恰当的。人们应该改变的是那些带来持续性伤害的沟通模式。我认为这些沟通模式是家庭没有意识到的。从理论上来讲，治疗的第一步就是让家庭意识到这些模式。

早期对不同类型家庭（比如说违法者的家庭、学习成绩落后者的家庭或者有溃疡性结肠炎患者的家庭）的比较研究发现，不同类型的功能失调系统导致了不同类型的症状。家庭类型的发展取决于家庭中的男人和女人，也就是这个家庭的“建筑师”，也取决于他们的原生家庭。让人印象深刻的是，在临床上似乎家庭的系统在男女求爱期就已经开始形成，然后随着婚姻的发展而进一步修正，并随着孩子进入家庭而得到整合。然而，重要的事情似乎并不易被察觉。当一个人试图找到当前行为的意义时，他必须揭开家庭沟通规则的脉络：现在的规则是什么？谁可以做什么？在什么样的条件下可以那样做？谁可以发表评论？发表什么评论？

我发现出现症状表现者的家庭有这样的特性：家里有一些规则不允许人们直接承认每个人的独特性和独立性；成员彼此间称呼不会用昵称；

他们在说话时也不会看着对方；家庭做决定的过程似乎是权力的斗争，而不是在承认客观事实的前提下的协商。规则也试图压抑差异，差异似乎意味着对家庭成员的批评。在这样的家庭里，生存、成长、亲密、生产性这类所有人类都具有的需要常常在冲突中被扭曲地满足。这些成员的症状反映了他们各自的成长需要和他们必须依赖的情境规则之间的矛盾。

于是，成长变成了一种挣扎。我看到每一个孩子正在挣扎着寻找他自己的力量，而这个环境中掌握权力的人既不肯定他的努力，也不愿意提供帮助。每一个孩子都在为独立而奋斗，但他生活在一个互相依赖的情境中。例如，虽然他希望成为一个性感的人，但他可能会对隐藏在生殖器差异背后的秘密感到困惑。如果把孩子比作生产者，他会发现自己的价值主要由他的产品来决定。他可以观察、聆听、感觉、思考，但是他可以分享他的感受而不使任何人“陷入绝境”吗？也就是说，不会有人因此表现出预示着死亡或毁灭的痛苦或愤怒吗？

我认为症状象征着成长受挫，具体表现在以下三个方面：首先，谁将什么样的行为定义为症状，或者什么样的行为被谁称为症状？其次，对于症状的表现者来说，症状意味着什么样的成长挫折？最后，这些成长的挫折是如何维持家庭的生存和关系的？换句话说，症状是如何表明家庭中存在着痛苦、麻烦或者困惑的？承认“症状是一个不恰当系统中的恰当行为”具有治疗意义。

家庭作为一个整体的单元，应该在同一时间同一地点接受治疗，治疗应从揭示和理解家庭目前运行的系统开始。我们应该在家庭的大背景中看待每个成员的成长需要，所以，行为不应该被看成个体的病态，被孤立地看待，或者被看成个人的“折腾”。这样的转变会使每个人的行为变得可以理解，并使治疗的重点从“疾病”转向“成长”。

在前期围绕理解进行探索之后，当前系统的运行情况——每个人是如何对这些规则进行反应的——就浮现出来了。接下来，治疗师将致力于改变系统，教育和再教育，以及创造安全和清晰的沟通体验。我发现在功能不良的家庭中，成员之间通常不会问那些简单的、会揭示事实真相的问题，也不期待获得一个明确的答案。当治疗师让每个成员在安全的氛围中展示真实的自己时，每个成员都获得了力量，他们理解了如何进行明确的沟通，并且能真正勇敢地做到。当每个成员学会了沟通并且真正去做时，他就可以更直接地满足自己的需要。当家庭开始直接交谈，而不再有矛盾的限制时，家庭的规则也将开始改变，而改变了规则也就改变了系统，病态的氛围可以变为健康的氛围。

因此，治疗师更关注过程，而不是结果。重点在于含义是如何被传达的，以及如何被接收的。内容本身是什么并不重要。治疗师关注的是揭示家庭成员之间承诺和约定关系的过程。治疗师想要确定家庭成员之间的沟通是准确的，说者表达的和听者接收的信息是一致的。治疗师想要确定每个人都有自尊——能给予自己尊重并从家庭中获得尊重。

我的工作态度

几年来，我逐渐勾勒出一个活得更加人性化的人类形象的画面。这个人是一个理解、重视并发展自己身体的人，他能发现身体的美丽和用处；他对自己和他人真诚、坦白；他愿意冒险、创造、证明自己的能力。他可以在情境需要时做出改变，并且能找到方法去适应新的、不同的环境，在保持旧方式中有用部分的同时放弃不再适用的部分。对于健康的人类来说，他所沟通的正是自身的感受。事实上，当我看到一个人的感受和沟通一致时，我就知道治疗已经达到效果了。

一个健康的人可以毫不隐藏地做事情：他可以从他人的角度看待自己；他可以告诉别人他的希望、恐惧和期待；他可以不同意，可以做决定并可以通过实践学习；他会为他所想到的、听到的和所看到的负责任；他了解自己，他在与现实的社会而不是自己的“幻想”打交道。

当我们变得更健康时，我们就可以把自己从过去的伤害中解放出来。这样我们就达到了成熟的状态。在我的治疗中会把成熟看作美好的。我认为成熟的人可以掌控自我，他可以做选择，并且有能力去判断选择的限制是什么；他对自我和他人及所处环境的恰当感受是做决定的基础；他承认自己的决定，并且拥有这些决定。因为决定是自己做出的，所以他要为决定的结果负责任。我认为我们每一个人都有责任意识到我们对他人的影响是什么；但是同时，我仍然能够选择是否要对此采取行动，以及采取什么样的行动。在这一点上，我既可以为自己负责，也可以为别人负责；我不能为我遇到的事情负责，但是我可以为我对它的反应负责。

这些互相依赖的效应使我们意识到我们在跟随榜样的方式行事。我们是彼此的榜样，我们有责任成为一个清晰的、一致的榜样。

我认为家庭中的关键任务是塑造人。健康的家庭成就健康的人，功能不良的家庭造就不健康的人。家庭有点像一个工厂，工厂的类型决定了产品的类型：在良好的塑造人的氛围中，人们具有较高的自我价值；彼此的沟通是直接的、清晰的、具体的并且坦诚的；规则是弹性的、人性化的、恰当的，并能随着情况的改变而进行调整；家庭和社会的联系是开放的，并充满希望。

我认为家庭中的孩子反映了他们父母的婚姻状况。夫妻之间不可能没有差异，比如爸爸是男性而妈妈是女性，这就是一个很大的差异。如果夫妻或者母亲把所有的差异都看成是可怕的事情，或者冲突的来源，那么伴随着伤害性、约束性的家庭规则会产生一个类似于战争的氛围。从另一个角度来说，如果差异被认为是令人愉快的，是一个探索和获得理解的机会，那么家庭的蓝图就会是平和的，生命中的成长、愉快和美好的事物才会出现。我已经发现，个体对差异和差别的反应可以作为一个指标，能够反映出他适应成长和变化的能力，也反映出他对家庭中其他人的态度，以及他是否能够直接地表达这些态度。

家庭的蓝图由相互依赖且相互影响的关系构成，家庭中的规则，包括谁是家庭的榜样及成员成长的愿望，为每个个体勾勒出一个个性化的蓝图。他要从中学习评估新的体验，并由此做出反应，学习与别人亲近或者疏远。家庭是人类寻找自我的地方，是一个人第一次判断自己是否有价值的地方。在家庭中，个体第一次学习别人是什么样的，并学习如何与他人及世界建立联系。家庭是获得这些基本知识的源泉。

家庭教导孩子的过程包括以下方面：明确该教什么，意识到每个家长惯有的模式是什么，理解如何吸引另一位家长遵循这种模式，以及通过怎样的沟通才能实现。家庭教育的目标在于塑造人。每一位成员，不管有意还是无意，都在某种程度上卷入了塑造人的过程。每个成员也都在家庭里寻求知道、自由、鼓励、照顾，以及他人对其独特性的欣赏。

在我看来，来自理想家庭的个体，能够清晰地展示自我的独特性，展示他们的力量，展示他们的性特征；能够通过理解力、友善和情感来展示与他人分享的能力；能够自如地运用常识；并且为人现实，富有责任感。这听起来似乎很难实现，但是我认为当人们受到尊重时，就会试着朝这个方向发展。其中的关键词是独特性、力量、性特征、分享、明智、现实和负责。

家庭确实是一个能够让人学习并且发展理想自我的地方。但事实上，我们需要了解的重要观念是：家庭中的每个人在任何时刻都是一个完整的个体，无论这个人刚出生两周，还是十五岁、三十五岁或者八十五岁，他都有权期待来自家庭的塑造。一个失去心爱玩具的四岁孩子体验到的痛苦不会比一个失去理想工作的成年男性更少。在任何年龄，个体对失望的体验都是相似的。一个受到愤怒母亲责备的孩子与一个受到愤怒丈夫责怪的妻子在感受上没有差异，反之亦然。

孩子们似乎坚信父母能够理解和分享他们的世界中的希望、害怕、错误、缺陷和成功。当父母选择以权威性而非真实的方式表达感受时，他们的行为会被孩子视为欺骗。如果一个孩子不信任自己的父母，他将会把这种感受延伸为孤立的、普遍的不确定感和反抗。

现在，让我们重新回顾一下那些关键词。我认为不必解释什么是“明智”、“分享”和“现实”，因为我使用这些词的方式与你相同。但是我希望更深入地阐述一下“独特性”“力量”和“性特征”的概念，因为在家庭蓝图中理解这些概念非常重要。

我认为“独特性”是自我价值的关键词。我们基于彼此的相似性而聚集在一起，却因彼此间的差异而获得成长，这两者我们都需要。我们将这种相似性和差异性在一个人身上的结合称为独特性。孩子学习的重点是尊重父母之间的差异，并且欣赏自己的独特性。如果婴儿在生活的早期没有被当成独特的个体对待，那么他就很难像一个完整的人那样行事，将来可能会产生缺陷。

现在，让我们来看看“力量”这个关键词。首先发展的是身体的力量，婴儿的第一声啼哭是最受欢迎的。我们带着愉快的心情期待孩子身体的协调，我们期待孩子成长并掌控自己的身体。我已经注意到父母在教孩子使用身体力量时有无限的耐心。孩子每获得一次成功，父母都会很高兴。我认为“在每次获得成功时展现出快乐”这种方式也适用于教给孩子掌握其他领域的力量。这些领域包括智力、情绪、社交、肉体和灵性。我认为如果我们有耐心，对孩子展现出的新力量都给予愉快的、赞赏的回应，我们就是成功的。但是情绪的力量似乎是最让人恐慌的，因为成人可能也不能信任自己的情绪力量。

另一个很难教的方面是“性”，其中最明显的是教孩子感受男性化和女性化。一个孩子在这方面的决定反映的不是父母所说的内容，而是父母如何欣赏这种性别的差异。

关于教育方面我说了很多，但是不可能在每种情境下都对家庭成员的行为进行指导。然而，我已经发现在那些强调整个人自我价值的家庭里，家庭成员知道该做什么，因为他们已经通过一贯的个人选择而发展出了判断力。

关于治疗如何进行

从治疗师与一个家庭相见的那一刻起，治疗师就要用心去感受每个家庭成员，并与他们分享你的感受。这是我治疗过程的主要部分。我希望人们可以彼此体验。假设你坐在我的对面，你将从视觉、听觉、嗅觉等不同方面感受我，如果你不经意间碰触到我，我又会给你带来一些感受。然后，你的大脑会解读这些感受的意义，并唤起你过去的体验，特别是你与父母及权威人物互动的体验、你从书本上学习到的知识，以及你对这些感受进行诠释的能力。根据你头脑中关于感受的报告，你将感觉舒服或者不舒服，你的身体会放松或者紧张。与此同时，我也在经历相同的过程，我的感官在接收信息，并唤起过去的经历、价值观及期待。在我们彼此对视的瞬间，我感受到身体正在发生的变化，但是我们的大脑是通过猜测和想象来“理解”对方的，除非我们可以彼此核实。

假设你和我是一对面临普通生活危机的夫妻，我们的成年女儿琳达要搬到她自己的公寓去，这对大部分家庭来说都是一件很伤感的事。面对这件事，作为丈夫的我在你面前可能表现得很轻松，但我能够看到你哀伤的眼神和难以离舍的表情，因此我猜测你可能不赞同琳达的计划。假设我是妻子，这二十五年来我们相处得很融洽，你总是让我感到安全，然而现在你看起来有点担心我，我设想你可能会劝阻琳达说住在公寓会很昂贵，会很孤单，还有可能有危险。

这一切发生在我们开口说话之前不到一秒钟的时间里。当我们开始自由、开放、信任地交谈时，我们的猜测和想象就发生改变了。作为丈夫，我听到你说你不仅支持琳达的独立，甚至还有点嫉妒她，同时你也与我分享了自己想到孩子离开而感到悲伤的感受。作为妻子，我听到你说你欣赏琳达的精神，你希望我们已经给了她足够的选择机会来帮助她发展出独立的能力和做决定的能力。

通过有意识的分享和核对，我们增加了对彼此的理解。我们更真实地感受彼此，并且变得更亲近。当我们更理解对方时，就会更欣赏对方。通过用语言来核对感官信息，我们就会变得更丰富和精确。当我们彼此不再猜测时，就会感到更安全。清晰的语言沟通也会使我们更亲近。我总是很惊奇地发现当家庭成员学习如何沟通时，他们的孤独感便神奇地消失了。

沟通是学习的结果，从一出生我们就在学习如何沟通。在五岁之前，我们对于沟通可能已经有了数十亿次的经验。我们已经发展出关于自己、他人及世界的观念，并且学会了如何期待及如何通过沟通达到这些期待。

我把沟通看成一把大伞，覆盖并影响着人们之间发生的一切事情。从出生开始，沟通就是一个重要的影响因素，决定着一个人与他人的关系及自己的生活。我发现高自尊的人会直接、开放和充分地与他人进行沟通。他们坦诚地对待他人，会按照事实处理事情，而不是依据他们的猜测或恐惧。他们发出的信息是一致的，他们的声音、语言、表情、身体姿势是相匹配的。当人们拥有轻松、自由、诚实的关系时，就会做出坦诚和真实的反应。如果一个坦诚的人说“我喜欢你”，他的声音是温暖的，并且会看着你，而如果他说“见鬼，你让我发狂”，他的声音则是刺耳的，脸是紧绷的。这些信息都很简单而直接。我信任坦诚的人，因为他的信息在这个时刻是真实的。我之所以感觉舒适是因为我知道在沟通中我和他坦诚相待。

在治疗中，我通过练习让人们感受他们是如何做出反应的。我认真倾听了上千次人们之间的互动才发展出这些理念。我认为可以利用与其他反应方式的对比来让人们体验一致的反应方式。我发现除了一致的方式之外，还有另外四种反应方式。这些方式本质上是为了保护说话者，而不是为了沟通。换句话说，当一个人处于低自尊时就会采用这些方式：

一个人可能会讨好，好让对方高兴，不要生气，等等。

一个人可能会指责，好让对方认为自己很强大。

一个人可能超理智，他总是说着无关痛痒的话，或者用一些大话、套话来保护自己的自尊。

一个人可能会打岔，让别人得不到任何相关信息。打岔的人是不会对重点做出反应的，他似乎在头晕眼花地乱指一通。他没有目的，也很孤

独，但是他努力不让别人知道这一点。

为了让人们体验讨好者的反应方式，我提供了夸张了表情和声音的信息。我会让讨好者去感受当他用一种迎合的方式与人交谈，试图取悦对方、道歉并且不管对方说什么都不反对时会有什么感觉。他会拍马屁，说甜言蜜语，尽量让别人高兴。为了让人们在讨好时可以真正感受到他自己的身体，我建议使用一种姿势——下跪，我让他单腿跪下，稍微有些摇晃，用一只手做出乞讨的样子，抬起头，以确保脖子和肩膀也能感受到讨好的姿势。如果这个讨好者用心感受，他很快就会感觉到恶心、紧张和头疼。他需要别人的肯定，但是只要他对任何事都说“是”，就不可能有人认可他。

指责者的姿势是一只手放在臀部，另一只手伸出食指向外指。表演到位的指责者会感到脖子肌肉紧张，鼻翼张开，喘着粗气。他们在责备、咒骂和批评天底下任何事情时，都能感受到自己正板着脸、撇着嘴。指责者总是不满意，常说“你到底怎么回事？你怎么什么事都做不好？”指责者看起来很傲慢，他们的内在却感受到挫败，并且对自己的自尊感到困惑。

超理智者极端理性、永远正确，与人疏远，单调，让人难以了解。他会说“如果一个人观察得够仔细，可能会注意到这儿有双过度操劳的双手”。（一个一致的人可能会说“看看我的手，你可以表扬我很努力工作”）超理智者会说些冠冕堂皇的话。他很僵硬呆板，因为他的头盖骨以下是没有感受的。他看起来平静、冷漠，永远正确，但是在更深的内在他感受到的是脆弱和低自尊。最让人悲哀的是，很多人受到的教育是要把超理智当作理想的目标，“说对的话；不要表现出任何情绪；不要做出任何反应”，这是对机器人的要求，而不是对人的建议。

打岔者是最积极反应的人，但是他的反应和任何人说的和做的内容都没有联系。为了表演好打岔者，你要想象自己是一个不平衡的陀螺，一直在旋转，但是从来不知道要去哪里，甚至当到达目的地时也察觉不到。打岔者的嘴巴、肩膀和腿都在不停移动。扮演几分钟打岔者你就会体验到极度的孤独和无目的感，因为打岔者从来都不能保持在当下。

体验这四种沟通方式可以让人们与自己的身体反应接触。那些过去经历的内在感受也会浮现出来。这些沟通方式是人们在童年早期学会的。如果一个人能充分体验某种不良的沟通方式，他就更有能力拒绝它，同时也能更敏锐地意识到自己的需要，并且更好地学习和使用一致的沟通方式。当开始更一致地做出反应时，他的自尊水平就会提高，而随着自尊的提高，他也会变得更一致。他变得更有信心，也更能自信地表达自己。我希望对此的描述没有过于简单。成为一个一致的人，除了需要有人展示给你如何做之外，还需要胆量、勇气和新的理念。我认为这是不能伪装的。

我发现当一个人自尊水平提高，并且能够更好地展示自己时，他就能意识到自己是一个完整的人，并和他人形成和谐、愉悦的人际关系。

在讲授沟通的过程中，我开始看到人类真正的悲哀。对我来说，孤立、无助、感受不到被爱、低自尊或无能感是真正的灾难。然而，一致的沟通可以改变这些，我试图让每一个人都能感受到，通过一致的沟通，他可以和他人直接、自然、一致、亲切地相处。

治疗师

真诚是治疗师最重要的品质。我发现一个有效的治疗师能真诚地对待家庭里的每一个人，他相信每个孩子都是独特的，就像相信每个成人都是独特的一样。我试图和每一个孩子保持目光接触，并确保这种真诚和真实可以在我们之间流动。这意味着我可能要常常弯下腰，让每个孩子去体验两个人通过眼睛的亲密联结而产生的互相尊重，我认为这对他们来说是很重要的。因为最初的感受对于建立联系非常重要，而目光的真诚交流有助于建立和发展这种联系，所以这将会进一步促进治疗师的工作。

我把自己看作一个改变顾问。我卷起袖子积极工作帮助家庭改变，我试图帮助他们发现那些运行不良的模式，并用良好的模式去替代它们。作为治疗师，应该是自信和充满好奇的，我带着探索的态度进入家庭，我感兴趣的是家庭里真正发生了什么，而不是看起来可能会发生什么，真实发生的事情常常不是家庭成员最初希望的样子，因此，我认为治疗师对家庭成员采用非评价的态度是非常重要的。

为了帮助陷入困境的家庭，治疗师可以把重点放在研究和分析他们特殊的动力关系上。比如，我发现在一个家庭里，有些人隐藏在背后，扮演“领导”“家长”的角色。有时候他是一个暴君，炫耀他的权力，似乎无所不知，装作道德模范到处招摇，他可能会说“我是权威，家里人都要按我说的去做”；有时候这个人是一个殉道者，他除了为家里其他人提供服务之外绝对不会为自己做什么，他会长时间地表现得好像自己不值得被关注，他可能会说“不要管我，只要你们高兴就行”；有时候他可能会像《人面巨石》里的角色一样，说个不停，而非常冷漠地发表自认为正确的评论，他可能会说“这才是正确的方式”。

现在，我探索的关键在于找到这些似乎与大多数研究相反的有趣例证。我并不喜欢贴标签，所以我的目的是发现如何与家庭开展有效的工作。我发现所有的“领导”似乎都在经受低自尊的折磨。作为治疗师，当我发现每个成员的独特性时，我就能更有信心地开展工作。改变自此开始。

在家庭治疗中，当治疗师了解每个家庭成员的处境，并对此感到安全时，工作效果才会最好。这能帮助我感受到和家庭成员的联结，并让我感到愉悦，我喜欢这种感觉。当治疗师享受他的工作时，治疗就会进展得更顺利。他可以真实地感受自己的快乐，从容面对正在开展的工作。事实上，我认为一个人只有在享受他正在做的事情时才会萌生胜任感。

当我自由而真实地表达感受时，家庭成员也可以接受这个非常重要的信念：表达真实的感受是安全的。甚至我认为治疗师百分之九十的工作都是维持一个安全的治疗氛围，让家庭成员感受到“这里允许我表达感受”。除此之外，我还需要强调，治疗师永远都不能使用惩罚。因为惩罚不具有启发意义。同样，“服从我”这样的技术也不会有用。治疗师可以通过行动而不是直接说教来教导。（说到这里，我感到不太舒服，因为这本身有些太过说教，但现在我是在提供信息而不是治疗，所以我才会这样写。）这个矛盾提醒我，作为治疗师，当我们见到来访者时要有意识地决定该怎么做。我们要处理真实的信息，不被表面现象迷惑，要透过表象揭示本质。我们也要相信自己的身体。我曾接触过很客气的、气氛冰冷的家庭，或者很乏味的、气氛沉闷的家庭；我也经验过像陀螺一样让人感觉眩晕的家庭；我也感受过有不祥之兆气氛的家庭，就像是暴风骤雨来临前虽然平静却随时可能电闪雷鸣。这些糟糕的气氛让我的身体出现背疼、肩疼、头疼，甚至是恶心反胃的反应。我发现当我很敏锐地觉察到这些时，我的身体会告诉我很多关于家庭的信息。

当我更了解这个家庭并且当他们更趋向健康时，我会分享一些我的反应和感受。我发现一个放之四海而皆准的健康信号，那就是幽默感。当家庭感受到有更多的选择，沟通不必总是陷入死胡同时，他们会感到轻松。这也令我感到欣慰，因为我在健康的取向上工作。我的身体感受让我理解在不健康的家庭中必然会出现疾病，因为身体会人性化地对非人性的氛围做出反应。

最后，我还想说，治疗师有一个双重的部分：爱和民主。在我看来它们是相互关联的，就像是一种品质的两个方面。我认为优秀的治疗师对人抱有的深层真诚就是爱，他们怀着美好的意愿对待所有的家庭成员。他们也很民主，接纳所有的家庭成员。当面对虐待儿童的人时，我都会提醒自己注意这两点。我把儿童虐待者看作一个正在成长的孩子，当第一波的反胃过去后，我开始帮助他们及他们的孩子处理羞耻感、被忽视感和压力。惩罚只会让事情变得更糟糕，有效的治疗必须使他们朝向更好的方面发展。

我的目标

一个健康、滋养的家庭由身体健康、心智机敏、感性、有趣、可信和富有创造力的人组成。这些人彼此独立，能够全身心地给予爱，能够公平有效地竞争。他们能够处理好自己的脆弱与坚强，并且理解两者的差异。由这些人组成的家庭有以下四个特点：

1. 自我价值感很高。

2. 沟通是直接的、清晰的、具体的、诚实的。

3. 规则是有弹性的、人性化的、恰当的，并且可以根据情况的变化做出调整。

4. 与社会的联系是开放而充满希望的。

我认为所有的健康家庭都有这些共同的部分。健康家庭是由具有高价值感的、尊重自我和他人的人组成。高自尊的人知道家是一个可以满足需要，并提供滋养的地方，他们知道自己可以根据需要提出要求，他们可以公开地说出自己的需要、失望、成就和梦想。因为需要每时每刻都在变化，所以这些人会为自己的家庭选择适当的并与自己相匹配的规则。他们认为自己是有价值的，所以不会武断地遵循规则。这些人也是积极的提问者，他们会不断地问：这合适吗？这个规则或方法能促进成长吗？家庭鼓励我们满足自己的需要吗？我们与社会的联系是开放而充满希望的吗？如果是，那么我们在这个世界上会过得愉快吗？

规则是一个家庭至关重要的、具有动力性和影响性的力量。这些规则既可能促进你的成长，也可能会牵绊你成长的脚步，无论多么强调这些规则的重要性也不过分。事实上，我的目标是帮助个人和家庭发现他们的生活所遵循的规则。对于家庭来说，发现这些规则是很意外的，很多家庭甚至意识不到他们的规则系统。

规则往往有很多的“应该”。为了不用每次都重新做选择或做决定，家庭会依赖他们的“应该”规则。有了这些“应该”规则，家庭成员对于该花多少钱、谁做家务或者如何处理破坏行为等问题就不用每次都做出新的决定。

我有一个能够发现家庭规则的好方法，就是让所有的家庭成员坐下来写出他们的规则。这个过程差不多需要两个小时，家庭成员可能会指定一个人负责书写。但现在不是争论或者讨论的时候，而是要让所有的家庭成员都可以添加他们想到的家庭规则。可能这个家里一个十岁的男孩认为的规则是：只有十一岁的姐姐忙于其他事情并有充分的理由时，他才需要去洗碗，他认为自己只是一个后备的洗碗者；但他的姐姐认为规则是：当爸爸要求时，弟弟就会去洗碗。所以规则很容易被误解。我总是听到愤怒的父母说“他知道规则”，但是我经常发现事实并非如此。

当家庭看到他们写下的规则时，有助于他们觉察这些规则是否公平和恰当，他们可以觉察自己认为对的事情是否符合时宜。一个滋养型的家庭会保留符合时宜的规则，就像我们的法律系统提供了申诉的机会，我认为家庭系统也应该如此。

在承认了规则之后，家庭就可以开始去面对“是谁制定了这些规则”这个问题了。是那个最老的、最好的、最有缺陷的还是最有权力的人？这些规则是来自书本、电视节目、邻居，还是父母的原生家庭？

一个好的规则系统会允许家庭成员自由地讨论发生的事情，而不是应该怎么样。通常我从四个方面对此展开工作。

首先，我试图让他们回答：关于你的见闻，你可以说些什么？是否有什么阻碍了你去表达害怕、无助、愤怒、孤独、脆弱或者攻击性？其次，我想知道：你可以对谁说？有时我可能会发现一些矛盾，比如一个小孩听到父母在诅咒，而家庭的规则却反对诅咒。孩子可能不会提醒父母，但是父母应该提醒孩子有规则以外的情况。

然后，我需要知道：如果你不同意或者不赞成某个人或者某些事，你会怎么办？如果你的老祖母总是丢失电话簿，你可以直接说出来吗？

最后，我想知道：当你不明白的时候你会怎样提问？当然，有很多家庭在不明白的时候根本就不会提问，但是家庭成员可以通过学习而了解他们是可以澄清问题的。他们可以获得理解，也可以被理解。

在家庭里，每天有各种各样的观察和聆听。我的目标是，让家庭成员使用他们的观察和聆听获得亲密感、信任、支持和喜悦。即使家庭秘密中涉及家庭成员的畸形、监禁、违法等事件，谈论或者隐藏都无法消除这些事情的存在，而只谈论好的、正确的和恰当的事件可能会遗漏大量的事实。这种封闭的态度会导致自尊的下降，因为每个被要求否认自己感受的家庭成员都将会受到伤害，无论是用什么方式否认。

最不容易被碰触的或最容易被否定的问题就是性。一些家庭否认性特征，而男性和女性组成了他们的家庭，个人的性特征也对于个体的独特性有着巨大的影响。因为独特性是自我价值的关键，所以性特征也很重要。在家庭里我们可以学到作为一个女性或男性的良好感觉。我曾经接触过很严厉的家庭规则，比如，不能以任何形式欣赏你或者他人的性特征。

一些家庭认为生殖器是很肮脏的东西，这种对性的压抑和非人性的态度引发了家庭中成员的很多痛苦。我努力把这种态度变得开放，性其实是可以被接受和被欣赏的。我可以说，任何一个在婚姻中有性满足方面的问题的人、男女关系混乱的人，或因性犯罪而被捕的人，无一例外地成长于有某些性禁忌的家庭中。甚至可以说，任何一个有应对或情绪问题的人都是伴随着某些对性的禁忌长大的。

因此，我相信任何事情都可以用人性化的方式谈论和理解。我的目标是让家庭成员认识到，诚实地表达自己可以加深他们对自我和他人的理解。这也意味着他们会有更好的机会与外部世界建立满意的关系。

现在让我们简单回顾一些我在谈论我的目标时提到的话题。一个有自我价值的人会分享自己的梦想，并尊重梦想。我认为梦想可以促进和推动生活，并使生活有了前进的方向。当一个人相信自己的梦想（他的希望与渴望）时，他将会付诸行动，并享受这一过程。他会自信地实现自己的梦想，而在家庭中分享梦想将会推动这一过程。

案例会谈记录

接下来的这段会谈记录来自我参加的一次家庭咨询和治疗讨论会。开始时，会谈是在一个舞台上进行的，似乎有些家庭成员感到不太舒服，因此我试着让每个人用最舒服的姿势坐好，然后把脚放好。在我们开始时，我了解到伊莱恩四岁，吉米六岁，简十岁，玛丽十一岁。父亲约翰和母亲爱丽丝分别是四十二岁和三十四岁，而我已经差不多五十四岁，所以我提到我们有大量的经验可以应用。我们首先讨论了期望，然后是一些家庭的活动。从约翰的观点来看，家庭成员已经自觉学习了有关自己家庭动力的内容。当我让所有的家庭成员彼此靠近的时候，他们落座的位置过于拘谨。两个大一些的孩子坐在约翰两边，两个小一些的孩子在爱丽丝两边，似乎这样的安排才是让整个家庭舒服的方式。我开始试着了解他们在家中是如何生活的。我们已经工作了十五分钟，接下来我们要学习一些行为规则。

约翰：爱丽丝永远不会像我这样对他们严格要求，我认为她会认同这点，而且她比我更能控制他们。

简：他总是发脾气。

萨提亚：他会发脾气。好的，好的。但是我确实感受到发生了一些变化。当你改变位置的时候，有没有看到一些变化？爱丽丝，你对此怎么解释？

爱丽丝：我猜他们俩（玛丽和简）可能会觉得跟我在一起更舒服，不会像跟他在一起那样感到束缚。这是我唯一的解释。我觉得我不擅长发脾气。

萨提亚：你希望变得更好吗？

爱丽丝：我想是的。我的意思是我不知道这是不是解决问题的办法。我希望跟他们的关系更紧密，但是我不希望生气，不过到目前为止还是会生气。我们就是如此的不同。我的意思是他是一个非常情绪化的人，非常小的事情都能激起他的反应。他会突然发怒，而我不会这样。

萨提亚：好的，让我来告诉你一些我的感受，可能是对的也可能不对。有时候当你不确定时，你会问自己是否应该和原来不同。我不认为你真的喜欢发脾气，是吗？

爱丽丝：我不想发脾气，我希望自己可以更积极。

萨提亚：你可以给我举个例子说明你真正的意思吗？

爱丽丝：我希望我可以说“不，你不应该这样做”，然后坚持，并让孩子们确信这一点。

萨提亚：约翰，你现在听到爱丽丝这么说有什么感受？

约翰：她和我对此看法不同。我非常坚信……让我打个比方。我认为没有“教鞭”就无法教育孩子，虽然十六年来我只用过三次，但是它一直在那里，我认为这个很必要。我相信如果你要告诉谁一些事情，那么最好不要告诉他们任何你自己都不坚持的事，因为他们很快就不再相信你了。我觉得她让他们去做事情时都没有认真坚持，或者至少，不像我那么坚持。

萨提亚：爱丽丝你看到这个画面吗？至少这是约翰对你的看法。

爱丽丝：嗯，很多时候我自己做会更容易。

萨提亚：嗯，你对他的想法有什么感受？

爱丽丝：我认为很多时候他都太严厉了。

萨提亚：那会对你带来什么问题？

爱丽丝：气得咬牙切齿。

萨提亚：咬牙切齿。你愿意尝试其他的做法吗？

爱丽丝：我想是的。

萨提亚：你愿意吗，约翰？

约翰：我想说一句。我注意到一件事，我认为他们（简、吉米、玛丽和伊莱恩）分开是因为他们俩（简和伊莱恩）的竞争。这是在你刚才提到紧张时我想到的。现在这样座位的安排相对没有压力，其他的安排会因为竞争而引发紧张。但是，现在让我们继续刚才的话题。

萨提亚：好的，伊莱恩，我希望你把椅子往后退一点点，简你也是。我希望你们就像是在剧院一样，只是观看。如果你们可以待在那里，我将会让你们面对面。现在，让我们大胆尝试一下，好吗？爱丽丝，我想知道你可不可以跟约翰说“我认为你太严厉了”。

爱丽丝：我认为你太严厉了。

萨提亚：现在，约翰，你可以回应她吗？

约翰：我已经尽力了。

萨提亚：爱丽丝，他的话让你感觉怎么样？

爱丽丝：嗯，他确实尽力了，尽管我认为他需要更放松。

萨提亚：但是他没有对你觉得他严厉表示反对，是吗？他没有回应那一点让你感受如何？

爱丽丝：这只是他一个典型的回答。

萨提亚：好的，让我们再试一次，再告诉他一次你觉得他太严厉了。

爱丽丝：我觉得你太严厉了。

约翰：我认为我需要依靠武力才能让他们有所行动。我做了我认为对的事。

萨提亚：好的，现在，你可以再试一次吗？当你（爱丽丝）告诉他你认为他太严厉的时候，你（约翰）可以告诉她你认为她错了吗？

爱丽丝：我认为你太严厉了。

约翰：我认为你错了。

萨提亚：爱丽丝，你对此有什么样的反应？

爱丽丝：我认为我是对的。

约翰：我看到一场争斗开始了。

萨提亚：现在，约翰，你在嘲笑它，但是你现在可以告诉我当争斗开始的时候，你是如何感受到的吗？

约翰：争斗还没有出现。

萨提亚：我注意到了，我知道为什么，但是我认为需要继续。好的，你可以回应吗，约翰？爱丽丝说，她认为她是对的。

约翰：我认为你是错的。

爱丽丝：这可能会继续下去。

萨提亚：是的，这是其中一种情况，一旦出现就不可能避免，对吗？孩子们也可以代替你们这样做。好的，你们可以靠近一些吗？爱丽丝，你可以看着他，然后告诉他一些你知道你们两人肯定都会赞同的事吗？

爱丽丝：我们需要脱身出来，拥有一些我们自己的时间。

约翰：阿门。

萨提亚：这意味着你同意吗？

约翰：是的，夫人。

萨提亚：好的，你告诉她你同意她说的。

约翰：我刚刚已经做了。

萨提亚：不，你现在听起来像一位传教士。

约翰：（对着爱丽丝）我完全同意，全心全意地。

萨提亚：现在，爱丽丝，这让你想要做什么？

爱丽丝：嗯，我希望我们可以制定一些出行的计划。

萨提亚：你可以告诉他你希望跟他一起做的事情吗？

爱丽丝：嗯，这真的是我们计划过的，去休一个短假。

萨提亚：确定了吗？

爱丽丝：是的，暂时确定了。

萨提亚：好的，那现在是什么阻碍了它呢？

爱丽丝：照顾孩子的问题。

萨提亚：好的，现在你们可以讨论一下照顾孩子的问题吗？

爱丽丝：我们住得离双方父母都太远了，因此我们需要尝试安排一位朋友过来和孩子们住在家里，或者用“散养”的方式，把他们分开单独由我们的朋友照顾。我们会离开三天。

萨提亚：会在什么时候进行呢？

爱丽丝：四月份。

萨提亚：四月份，好的。现在你说了几种可能性，不同的孩子去不同的地方等。你们可以一起讨论吗？就在现在说一些你所知道的信息，你认为可以如何计划。

爱丽丝：嗯，我已经想了很多件事。

爱丽丝和约翰继续商量，制定了计划。现在我已经回到一个他们需要帮助的地方。我们直接处理他们意见不合的问题，而不是通过孩子来表达不同意见。

萨提亚：我发现你们之间的意见不合让你很害怕。

约翰：正是这样。

萨提亚：你呢，爱丽丝？你有什么理由来反对约翰吗？

爱丽丝：嗯，有一件很不愉快的事情。

萨提亚：亲爱的，你可以多说一些吗？

爱丽丝：不管我们有什么样的问题，我觉得我们应该找更好的解决办法而不是反对彼此和争吵。

萨提亚：现在让我们做一些事，因为我观察到一个问题，家里人如果意见不合会带来一些非常糟糕的后果，你们还没有找到成长性的方式来处理不同意见。让我们来角色扮演一下，也许会谈结束后你们会对不同意见有新的理解。

约翰：我想对爱丽丝说这并不奇怪。我只是想告诉她每个家庭都会发生这样的事。

萨提亚：约翰，我听到你试图让爱丽丝放心，她与其他的人及和你并没有那么大的差异。

约翰：基本上，是的。

萨提亚：约翰，你可以用更直接的方式告诉爱丽丝吗？

约翰：我很难用直接的方式说。

萨提亚：是的，我偶尔也会感到自己想去找字典。但是无论如何，你说你在表达不同意见的初期会讨好她。

约翰：这是很多年前的事情了。

萨提亚：很久以前吗？

约翰：现在她是通情达理的。

萨提亚：嗯，你可以做出讨好的姿态吗？爱丽丝，你还记得很久以前他对你说“好的，亲爱的”吗？

爱丽丝：不。

萨提亚：嗯，约翰使你想起了这些。你会对眼前的哪个人说“好的”？

约翰：她（爱丽丝）。

萨提亚：爱丽丝，好的。爱丽丝，可能你现在还不知道，但是显然这是真的。现在，约翰，你怎么看待当你这么做时爱丽丝对你的反应？是指责吗？好的。爱丽丝，这可能不是你的画面，但这是他心中的你的画面。约翰，你处于讨好的姿态时感觉怎么样？

约翰：像块门垫。

萨提亚：所以你那个时候心里是生气的。爱丽丝，如果你从来都不知道发生了这些，那么可能在很多方面你是不了解约翰的。现在，约翰，呼吸，否则你会背痛。当你看到他的讨好姿态的时候，爱丽丝，你发现自己正在做什么？是那样的吗？或者是“和你兄弟见鬼去吧”？好的，因此你确实做了“和你兄弟见鬼去吧”，确实做了我所说的事情……手这样指着。这是你看到的吗，约翰？

约翰：那不是通情达理的姿态。

萨提亚：嗯，等一下。但是，这次你说的是你的感受，之前你显然并没有看到这个。

约翰：没有，我没有看到。

萨提亚：你很难看到，因为爱丽丝正看着别处。爱丽丝，你注意到你的手指指向哪里了吗？

爱丽丝：我看不到。

萨提亚：不，你看不到，但你可以从后面感受它。你真正想跟他说的是“少跟我啰唆”，好，于是他住嘴了。现在，约翰，当爱丽丝说的时候你不再说话了，这就很好理解为什么你停下了并假装成是“通情达理的男人”这种姿态。那让你想做什么，爱丽丝？

爱丽丝：我想要沟通，告诉他不要装作这么通情达理的样子。

萨提亚：好的，那你想要什么呢？

约翰：她还没有决定好。

爱丽丝：你在替我说话。

萨提亚：这对你来说代表了什么？好的，你们现在处于这样的状态，爱丽丝你看到自己在做什么？

爱丽丝：不是讨好，但有些相似。那也不完全是恳求。

萨提亚：好的，那就是和这差不多！你直接看着他。你弯下些身子，看起来像是在说“请你看看我，求你了”。好的，孩子们，我想问问你们，是否曾经看到过父亲像直布罗陀海峡里的实心石那样站着，那个时候他们之间是怎样的状态？

简：有时候看到过。

萨提亚：当发生这种情况的时候，你发现自己正在做什么？你认为发生了什么？你对自己的做法有什么感受？你是否也会像那样站着？你的画面是什么？

（简推了一下她爸爸）

萨提亚：你真的想让这些都消失吗？把他推开。好的，只是保持你想要推开他的状态。现在，约翰，你在这儿低下头做出恳求的样子。你认为你的姿势是什么？好的，保持一会儿那样的姿态。伊莱恩，你觉得你的位置在哪里，亲爱的？你也在高处。你是想说你和爸爸在一起，是吗？好的，你已经感受到你们俩是在一起的了。这是你提到的家里会发生的事情吗？简很想让你们俩停下来。

简：我不喜欢你（爸爸），但是……

萨提亚：好的，简是站在中间的。

约翰：简想要控制我们的状态。

萨提亚：爱丽丝，你注意到了吗？

爱丽丝：是的。

萨提亚：好的，你觉得这个和玛丽有关系吗？

爱丽丝：是的，但是不是那样的姿势。

萨提亚：好的，我们稍有些夸张，但是你看到了吗，约翰？

约翰：不是很清楚。

萨提亚：不是很清楚。现在开始是不是越来越明显呢？

玛丽：我来告诉爸爸该做什么。我让他对妈妈好一点，并且我也让妈妈对他好一点。

萨提亚：好的，现在稍等一下，现在有很多线索。好的，你现在可以把你的肩膀放得更低一些。我听到你在责备爸爸，说“现在，看看，你必须对妈妈好一些”，是这样吗？

玛丽：我在告诉他应该对她做什么，我想告诉他她可能会喜欢什么……

萨提亚：好的，你现在就这么做。你可以大声地跟爸爸说出来，好让我们都能听到吗？

玛丽：爸爸，当你跟妈妈说话的时候，她不能接受那些大吵大闹。下次你想要大吼时，要问问自己“妈妈会喜欢我说话的方式吗？”，并试着不要大声吼叫。

萨提亚：爱丽丝，你自己曾经体验过这样的玛丽吗？

爱丽丝：她是不会说出这些话的。

萨提亚：（对玛丽说）如果你想对爸爸说“请对妈妈好一些”，现在就可以。玛丽，去到你妈妈那边，告诉她你想对她说的话。

玛丽：你也不应该大吼大叫。

爱丽丝：我没有那么大声。

萨提亚：现在，玛丽，现在你在对妈妈说：“对爸爸好一点，他控制不了。”

玛丽：他不能控制自己才会大吵大闹。

萨提亚：爱丽丝，你意识到发生了什么吗？

爱丽丝：是的，很特别……

萨提亚：这只是其中的一部分。我们了解到当家庭出现敌对状态时，当你们两个人有异议或者彼此意见不同而产生问题时，家庭就会出现这样的运行方式。玛丽试图给爸爸一些关于如何对待妻子的建议，还试图给妈妈一些如何理解丈夫的建议。这就是我所听到的内容。

随着会谈的继续，他们的规则陆续显现出来。我们的工作建立在明确沟通和直接提出异议的基础上，没有违背家庭成员对彼此的爱。我们还对因假象而产生的家庭规则问题进行了处理。因为这次会谈揭示了很多内容，我对家庭进行了后续的工作，使他们可以更好地处理自己关心的问题。

总结

家庭治疗当然是为家庭服务的，虽然我已经注意到，只要三个或更多的人由于共同的任务以任何方式结合在一起，都可能发展成家庭系统。所以，从理论上来说，这种类型的治疗适用于很多小团体。我认为当我们处在群体中时，就会把自己塑造成在家庭中的样子，因为到目前为止，家庭是最基本的社会单元。我认为家庭是最基本的社会单元，并且它将一直如此。我把家庭看作是每个成员都可以放松下来并获得理解的地方，因此家庭是一个足够小的团体。大多数家庭的全部成员加起来都不会超过十五个人。在家庭团体中，每个人都因为自己独特的价值而被欣赏，而且每个人都有自己独特的位置。这些位置处于不同的成长水平，它们相互平衡且彼此适应。

为了让家庭团体可以体验到他们是如何相互适应和彼此平衡的，我有时候会提供一些物品，这些物品互不相同。家庭就像一个运动物体，需要通过平衡不同的部分来运转。有多少家庭成员就要准备多少物品。有些家庭会在他们第一次达到平衡时停顿下来，而我会试图鼓励他们发现至少三个解决方法，指出其中的趣味和多样性。做这个练习的要点是，我们可以观察到即便我们只是把运动物体的一个部分移到另一个地方，就会对其他部分产生影响，家庭成员在重新安排自己时不可能不对整个群体产生影响。当家庭开始有意识地关心彼此时，就会有成员在改变家庭模式前去为家庭考虑。

我认为重点是让家庭成员意识到很多的家庭变化是所有家庭都会遇到的正常危机。这是大多数人都可以预料到的正常压力。这些危机会带来暂时的焦虑，需要经过一个适应期，并且需要进行新的整合。在一个男人和一个女人决定组成家庭之后，他们的第一个孩子就是第一个危机。他们需要经历受孕、怀孕和生产的过程。作为第一个孩子，他本身就是危机的一部分，因为他是白鼠（也就是试验品）。我不知道还有什么其他可能。

当孩子能够用语言表达想法时就出现了第二个危机，这时需要家庭做出很大的调整。当孩子开始上学时又出现了第三个危机。而第四个危机更大，那就是当孩子进入青春期时。第五个危机是当孩子长大成人，离开家时，那时家庭会有很强的丧失感。第六个危机是孩子结婚，因为婚姻而扩展了家庭的范围。第七个危机是女性更年期的到来。第八个危机是男性更年期的到来，这个危机在人们意料之外，并且似乎触发了男人对于失去力量的担心，带来的不只是生理上的影响。第九个危机是夫妻二人成为祖父母，具有很大的特权却也充满限制。最后，第十个危机是夫妻中一方的死亡，接下来是另一个人的死亡。

这些改变都很正常，而且进展迅速。比起任何我能想到的社会团体，家庭的改变更多也更迅速。有时候，三四个危机可能同时出现，使生活真的变得“让人担忧”。

通常，这也是家庭来寻求帮助的时候。如果家庭没有预料到变化会带来差异，如果他们已经习惯了一个固定的条件和平衡，那么就可能有“摔倒在地上”的危险。他们确实需要帮助才能再次站起来。人们都会经历出生、长大、工作、结婚、成为父母、变老和死亡的过程，在我的治疗中，我尽力通过发展觉察能力和提高沟通技巧来帮助家庭适应这些生活的困境和压力，并从中获得成长。

研究

我现在一直在治疗中使用一种结构化的会谈方法，主要表现为以下六种形式：

1. 会谈提供了一个将家庭行为结构化并对其进行分类的方法。利用家庭行为的原始资料有助于我们用恰当的概念来描述家庭。很明显，运用我的系统和沟通理论来分析个体行为的难点在于，缺乏清晰和通用的词汇来描述家庭和家庭规则。

2. 会谈可以用来根据每一任务对不同的家庭进行比较。

3. 家庭成员可以将治疗前后的自己进行比较。

4. 可以把会谈中得到的信息与治疗引发的信息和领悟进行比较。

5. 会谈可以用诊断的方式进行，为治疗提供指导。

6. 会谈是治疗的一部分。家庭成员对规则清晰地回应，即在会谈中打破一些功能不良的规则——家庭发展出的隐藏的、扭曲的和攻击性的规则，这就是一种治疗体验。家庭成员真正得到直接且一致的回应不会给家庭系统带来灾难。对一些家庭成员来说，这是一种重要的体验。

朱尔斯·里斯金博士制定了一系列用于描述和区分互动的量表。这些量表试图以清晰的、一致的形式揭示一些事情，或者检查一个人所说的和所做的是否一致。这些量表还要处理一些概念，比如承诺或回避承诺、同意或不同意、增加或降低紧张的程度。到目前为止，他的研究结果揭示了互动中很多有意义的重要因素。

另一个研究者简·海利试图发展出一个更具操作性的方法来区分家庭的差异，并评估互动的水平。他用一个四分钟的访谈程序来记录一个三人组在四分钟里的互动过程，并记录下说话的顺序。因为谁在谁之后发言是非常不同的，在心理失常的家庭中，这个顺序更为严格。他的研究表明每个家庭确实会表现出一定的模式。这个结论支持了我关于家庭是一个系统的观点。

我们研究的根本目的是学习去描述和识别这个系统，然后用系统来促进所有家庭成员的成长。对于正常的家庭和病态的家庭的研究结果，都对我们正在进行的事业有启示作用。

7

一个不断成长的家庭治疗师的历程

引言

柯琳·墨菲

在本章，维吉尼亚·萨提亚不仅为我们分享了她职业发展的内在和外在历程，而且具体阐述了她对健康取向、积极心理视角、生存姿态、曼陀罗、家庭和社会系统、症状对于个体生存的意义、自我的生命能量，以及治疗师保持一致的必要性的理解，使我们再一次更深刻地理解这些概念。这些概念在萨提亚作为家庭治疗师工作时显现出了独特的作用。尤其是她对治疗师人性的关注和见解，对我们的专业发展具有重要的和预见性的作用。

如果说一种职业的前辈和先驱者可以为我们坚定地走向未来提供源自过去经验的指导，那么萨提亚的这篇文章就是以感激我们的前辈来开始她自己的“部分肖像”的。她以她尊敬的同仁为线索，如贝特森、鲍文、艾克曼、里斯金、艾瑞克森、米纽庆等现在仍被我们认为是前辈的人，向我们讲述了她作为一个治疗师的成长历程。

自始至终，萨提亚的文章都反映了她的信念的统一性和发展性，她超越了当今流行的精神病理学取向，树立了健康取向的核心信念，她“坚信家庭成员之间能够建立真正的联结”。萨提亚及时发表了她当时的（1982）见解，为家庭治疗专业的持续发展及作为家庭治疗师的我们带来了非同寻常的鼓励。

正如萨提亚在她的文章中所说：“过去的一些发现就像蓓蕾一样需要我们进一步发展。尤其是一些基础性的新发现，它们将会继续向前发展，对我来说就是这样的。”

与当时的观念恰恰相反，萨提亚认为那些新的、看起来被人驳斥的观念可以使理论更加丰富。她建议不同流派的家庭治疗师们一起工作，而不是试图确定哪一个流派比其他流派更高一筹。

在本章里，萨提亚真实地展现了她在家庭治疗实践中的真知灼见。对于那些现在仍被我们低估的问题——比如治疗师的角色和他（她）在治疗过程中的信念、与心理病理学相对的积极心理学、理智与情感的整体健康趋向、我们仍然需要学习的关于成为一个真正的人的秘密——萨提亚在十年前就认识到并明确地阐释出来了。

最后，萨提亚将她的重点放在家庭治疗师自身——我们的整合、我们对新信息的开放性，以及我们超越已有知识的界限的意愿上。她建议我们不要跟在她和其他前辈后面亦步亦趋，而是要跟随我们的心灵，用我们的能力、信心和一致性走出一条属于我们自己的道路。

在1950年，出现了一小批未受专门培训的具有独创性的家庭治疗师，而我就是其中的一员。所有这些早期开创者（包括我在内），之所以创立了这些现在被称为家庭治疗的理论，是因为他们关心“没有希望”的精神分裂症人群。我们所学习的理论需要被扩充和修正，这也是大家今天正在做的。我想挑选在这一领域我比较熟悉的八个人略做介绍。

卡尔曼·贾尔法什，医学博士，出生于匈牙利。他是一个极具同情心的精神病学家，也是芝加哥州立医院的负责人。他意识到精神分裂症的部分原因存在于家庭中。1955年3月，当芝加哥伊利诺伊州精神病学研究所第一次启动这个项目时，贾尔法什担任负责人。他邀请我向住院医生讲授家庭动力学知识及我在家庭治疗方面的实践经验，那时我从事家庭治疗已有四年。贾尔法什对家庭治疗发展的影响在芝加哥之外几乎不为人知。他致力于帮助精神病住院医生从家庭背景的角度来理解病人。

1956年，我开始与医学博士鲍文接触。他和医学博士沃伦·布罗迪、鲍勃·帝辛格一起研究被国家心理健康机构收治的精神分裂症患者的家庭。他亲切地邀请我去做访问。鲍文博士从他的研究中发展出家庭自我整合理论，同时发展出一种通过改变他所认为的家庭系统的“统治者”进而改变家庭的方法。他也将这一方法扩展到观察家庭代际系统中。

直到1962年，我才见到内森·艾克曼。他掌握了症状表现者是如何与家庭其他成员互动的核心思想。在1934年，他发表了关于这些思想的文章。20世纪50年代中期，他开始对整个家庭进行临床工作并应用这些理论。

1956年秋天，我通过一篇叫作《精神分裂症理论探索》的文章认识了唐·杰克逊。我记得当我读到这篇文章时，我兴奋得差点从椅子上跌下来。他描写的现象证实了我所观察到的。在那一刻我意识到一直以来我感到自己与主流的疏离和孤独，而他是一个同样的行者。（对于我曾经生活和工作过的许多芝加哥专业团体来说，我似乎是一个怪人。可能因为我是一个很友善的怪人，所以我仍然能够被大家接受。）我后来认识了杰克逊博士，他和贝特森、简·海利及其他后来加入加利福尼亚帕罗阿图精神研究机构的人一起工作。杰克逊博士的文章给我留下了深刻的印象，当我在1959年年初来到加利福尼亚时，他打电话邀请我给他所在的帕罗阿图小组做报告。也就在那天，他邀请我和朱尔斯·里斯金一起组建心智研究院，我们三个人在1959年3月19日成立了心智研究院（MRI）。我们关注沟通，着眼于双重束缚理论，以及其他的沟通理念。

简·海利特别重视人际间的互动，他观察个体对权力的破坏性使用，并试图让人们运用自我意识以及积极的权力策略来获得他们需要的和想要的。他深受艾瑞克森和咨询师绝对主导论的影响。

萨尔瓦多·米纽庆是一位年轻的精神病学家，他和埃德·奥尔斯瓦德博士一起在威特维克男子学校工作。这个学校主要招收单亲黑人家庭里不良的男性青少年。从表面来看，人们通常认为这些男孩是毫无希望的，但是米纽庆博士在这些家庭里看到资源，并调用这些资源，使家庭朝好的方向发展。从某种意义上说，他是第一个证实了那些所谓无望的人实际上是能够通过帮助而改变的人。因为这些家庭成员是如此需要建构他们的生活，所以米纽庆一直强调建构家庭权力界线。许多这些家庭的父母不知道如何采用不同的方式看待和运用他们自己，米纽庆给他们带来了希望和方法。

我第一次见到米纽庆博士是在60年代中期，他邀请我到威特维克学校和他分享我的经验。我们的思路有过重合、分歧，又在其他地方重新整合，这取决于我们在什么水平上一致或不同。我非常尊敬他：他在那些似乎没有任何希望的人身上看到希望，并且让这些希望成为现实。

医学博士卡尔·华特克是佐治亚州亚特兰大桃树（Peachtree）小组的早期成员之一，同样是一位深受人们尊敬和爱戴的人。他能够进入一个看似疯狂的家庭系统中，然后改变这个系统，并且不受这个系统的任何影响。

在理解人类的沟通方面，贝特森给我的启发比其他任何人都要多一些。他同样是一个充满关怀和仁慈的人，也是一位杰出的研究者和理论家。我非常庆幸能够认识他并和他一起工作。

我非常简短地介绍了前面我所提到的人，以表达我对他们的感激和喜爱。

我接受的是社工训练，关于人性的正规训练我接受的是个体精神分析理论取向的训练。当我第一次偶然接触家庭时，我的私人临床实践正在蒸蒸日上。我在不同的机构中获得九年的临床经验及六年的小学和中学教学经验。当时的治疗氛围非常刻板，并受到医疗专业的控制。作为一个私人执业的非处方临床医生，我的病人通常不是自愿来的，而是经过其他治疗师一系列的治疗但仍然没有好转后才转诊过来的。这也就意味着我要面对的是一些高风险的病人。没有药物，也就没有资格获得责任保险，我不能冒伤亡的风险，因为私人执业是我的生计，所以我需要成功。并且，我对人感兴趣，我希望看到他们好转，因此我需要成为一个可信赖的、负责的、胜任高风险工作的治疗师。

在1951年，我接待了第一个家庭，那是一个被诊断为“流动性精神分裂症”的二十四岁的女士。她看过了很多治疗师，几乎没取得什么效果。

我完全凭借感觉工作，并采用各种方法帮助她。我将所有我学到的关于精神分裂症及如何处理精神分裂症的知识束之高阁。我将自己置身于观察者的位置，依靠直觉的指引，当然也运用逻辑来调节这个过程。关于如何与家庭工作，我没有什么文献和理论可以借鉴，我需要创造我自己的指导方针。

经过六个月的治疗，当这位年轻的女士获得了巨大的进步时，她的母亲打电话来威胁说要起诉我，因为她们的感情由于我的治疗而疏远了。出于一些原因，那天我从她母亲的声音中听到两种信息：语言的威胁和非语言的恳求。我选择回应她的恳求而忽略她的威胁，我邀请她加入治疗。对我来说，这是一件极不寻常的事情，然而庆幸的是她接受了我的邀请。

这是第一次母亲和女儿一起走进我的治疗室，我注意到一些不同寻常的事情。在她母亲刚出现的几分钟内，我的患者的行为就倒退到我第一次见到她时的样子。我非常惊讶，简直不敢相信我所看到的。我所接受的训练让我对此没有任何准备。我所知道的唯一的事情就是闭上嘴巴同时注意观察。

我注意到，语言信息和通过声调、眼神和姿势所传达的情感信息是完全不一致的。这是我认识和理解沟通的开始，也成为我的理论和实践的基础。我看到了不一致的、受到双重束缚的信息。这些观察后来在唐·杰克逊、格雷戈里·贝特森和心智研究院的小组里也有相关描述。

当我从最初的震惊中恢复过来时，我用某种方式与母亲和女儿工作，直到她们之间达到新的平衡。在某一时刻，我突然意识到这位年轻的女士可能和她的父亲生活在一起。通过询问，我发现确实是这样的。在那时，父亲并不被看作家庭情感生活的一部分，所以治疗师通常不会想到他们。另一方面，母亲也被认为对家庭有主要的影响，而且通常是糟糕的影响，尽管在针对孩子的治疗过程中并没有看到她们，但是她们仍然是很重要的。

我问她们是否可以让父亲参加进来。她们接受了我的邀请，而我原以为她们不会接受。根据当时的观点，她们可能会强烈地抵制这一做法。当父亲加入治疗后，我又被震惊到了，因为母亲和女儿都回到了治疗前的起点。

我又一次重新进行观察，我看到了三人（父亲、母亲和女儿）的初始画面，这次的观察促使我产生了这样一个观点——将家庭看作一个系统。这也让我看到了三人之间的权力游戏。我对他们三人进行了工作，直到他们之间达到新的平衡。

随后而来的是那个被父母认为是“完美”的年长一点的儿子。当他进入时，同样的不平衡再次出现。我又重新工作直到达到了新的平衡。之后不久，治疗结束了。我后来得知那种新的平衡得到了保持，事情在朝着好的方向发展。

现在我不能准确地告诉你我做了什么使得情况得到改变，但是我坚信所有的家庭成员之间都能够建立真正的联结，并且进行恰当的交流。我相信这是可能的，并且实现了。在这之后我想弄清楚我做了什么，我一直在黑暗中摸索。我清楚地记得我曾看到的对我来说是崭新的家庭动力，我从来没有梦想过这些事情的发生。我将从这个家庭中学习到的东西逐渐运用到其他家庭中。

对于我们这些开始观察家庭的治疗师来说，那些早期的实践是令人兴奋的，因为我们正在开创一个新的领域。这也是一个超出我们所学范围的令人紧张的冒险，因为有的时候我们在理论上真的是将我们的职业声誉置于不顾。由于我不在医学领域，所以我没有受到很多批评或者承受很多损失。

一开始，我们中的大部分人都是彼此独立地工作，因为我们所有的人都是在处理精神分裂症患者，而精神分裂症或多或少被认为是不可治愈的，所以我们最初都是在治疗精神病团体的边缘。

到了1982年，当家庭治疗作为一个治疗模式被认可和接纳时，让那些没有经历过早期阶段的人去想象早期阶段的状况是非常困难的。

现在也有学院派家庭治疗，它的追随者力图精确地查明哪种方法是正确的。对我来说，我认为我们可以做得更好。我们可以相互交流，一起建构，我认为对家庭开展工作是探索神秘世界的开始。

我所学习到的关于家庭的知识，是从我与那些被视为“无望”的精神分裂症患者的工作开始的。我在上文描述的第一个家庭对我来说意义重大，后来我发现很多其他家庭也如出一辙。许多家庭来寻求我的帮助，到1955年，当我开始在伊利诺伊州精神病学研究所教学时，我已经治疗了将近三百个家庭。

我从后来的家庭中不断看到和第一个家庭类似的现象，当我和有犯罪成员的家庭工作时，我也发现了这一现象。再后来，当我和有心理疾病和身体疾病的成员的家庭工作时，我看到了这一现象的不同侧面。

那时，我允许自己去自由地尝试任何方法，只要我认为该方法可能有助于人们了解自己。我将自己的阅历延伸到教育、戏剧、艺术、普通语义学、植物生命、哲学等方面，以及关于个体发展方面的知识。

我发现了一种独特而有效的方法——用身体描绘出家庭正在发生的事情，也就是将家庭成员的身体塑造成代表他们的感受的姿势，运用姿势呈现出他们之间的关系。当我了解了那些足够多夸张的、功能失调和不和谐的沟通方式之后，我弄懂了一系列我所看到的身体姿势，这些身体姿势是低自尊家庭成员的基本生存需要。这些身体姿势具有普遍性，我称之为“生存姿态”，并将它们命名为讨好、指责和打岔，后来我又加上了超理智的生存姿态。

我认为我现在的工作不是详细介绍我所学到并应用的知识，我只想谈那些曾经超越了我所学习的关于精神病理学知识的内容。我能够从健康的角度去观察，而不是从病理的角度。从这一点来说，我的确在不同的轨道上。

在过去的三十年里，我有幸与来自世界各地的几千个处于不同经济状况、社会阶层、政治领域及种族和社区的家庭一起工作，我也培训过几百个治疗师。在这个过程中，我对人性、家庭系统及我的治疗方法的理解发生了一百八十度的大转变。

我认为治疗的任务在于重塑和转化隐藏在个体和家庭中的能量，并合理使用这些能量。这与我之前的信念形成了对比，我之前认为治疗的任务在于检查病理。我认为我现在使用的是健康取向的治疗方法，尽管我的方法不止这些，我把它称为“人类验证过程模式”。在这篇文章中，我将使用病理取向的治疗方法的术语来说明症状的消除，用健康取向的治疗方法的术语来说明我上面提到的能量转化。

为了进一步说明这一观点，我做出以下类比：让我们想象一个正中心有轮轴的车轮，轮辐到达车轮的边缘。轮辐代表人的不同部分，边缘代表人的边界。接下来我将讨论更多关于车轮的事情。

在病理取向的疗法中，治疗师强调的是病理（症状），即轮轴，这也是治疗师关注的焦点。所以，治疗师只是选择那些具有破坏性的和具有相关症状的个体来治疗。

在健康取向的疗法中，我把轮轴看作个体的潜在健康，但目前看来这种潜在健康还是尚未开发的、被掩盖的和尚未触及的。在这种思维框架下，患者的症状是在试图传达健康，尽管个体的信念和规则阻塞了健康状态的表现。

在这点上，我觉察到构成个体健康的八个不同水平，它们松散地协调在轮子的轮辐上，它们是：

1. 生理：身体。

2. 智力：左脑、思维、事实。

3. 情感：右脑、感受、直觉。

4. 感觉：视觉、听觉、嗅觉、味觉、触觉。

5. 互动：我和你、自我与他人的沟通、自我与自我的沟通。

6. 营养：所摄入的固体和流体食物。

7. 环境：颜色、声音、光线、空气、温度、形状、运动、空间、时间。

8. 灵性：个体与自身生命意义的关系、灵魂、精神、生命力。

我将详细阐释这些水平，让我们从灵性的部分开始，依次到身体的部分。

我们的灵性维度

没有任何人可以创造生命，父母也不能，他们只是通过使生命的携带者——精子和卵子——相遇，来激发生命的活性，这就是事实。我们所有人都必须面对这样的事实：生命力是存在的，所有的生命由此而来，没有人在创造上起到作用。生命力就在那里，是我们存在的根本。当在个体的灵性维度存在干扰、空虚或者冲突时，困扰就产生了。

我们的环境维度

因为个体总是处在一个环境中，他（她）总是受到出现在自身所处环境里的光、颜色、声音、运动、气温、形状、空间和时间的影响，当环境太冷、太热、太单调、速度太快、太拥挤、太孤立、太晚或太早、太安静或者太嘈杂、太脏乱时，个体就会很敏锐地受到影响。例如，现在的人们比以前有更多的听力受损，因为我们需要应对更多的噪音；同样，我们知道一些颜色能够促进和谐，而另一些颜色则会导致不和谐；建筑的角度和曲线对我们有影响；等等。

我们的营养维度

我们所摄入的食物和液体影响着我们的身体。医生总是为病人提供特定的饮食食谱，因为人们认为特定的食物和液体能够帮助病人康复。但是，现在我们认识到良好的营养不仅能够促进身体健康，同样促进心理、情感和其他水平的健康。我们看到，一般的健康的人能够通过注意营养而变得更健康。好的营养有利于人们更好地生存，而差的营养导致差的生存状况，甚至导致人生病。

我们的互动维度

每一个人类的生命都来自其他两个人（父亲与母亲），我们本来就出生在家庭中。这说明我们天生就需要和其他人接触，因为我们出生时很弱小，而父母是强大的成人，我们与父母有着生死关系。作为婴儿，我们没有能力依靠自己的力量生存，我们必须把我们的生命交给他人。但尽管我们只是婴儿，我们也需要生理之外的更多关爱，我们需要关怀、爱和他人的尊重。这就使我们在与他人的交往中处于较弱的位置，同时给我们与他人之间的关系带来巨大的负担。

我们要想在这个世界上继续生存，就要信任他人，并有能力与他人合作。当我们不能信任他人、难以与他人合作时，也就不能实现自己的需要，自我价值也将受到影响。我们与他人，特别是与家庭成员关系中的混乱、失衡、不和谐，对我们都有着毁灭性的影响。

我们的感觉维度

我们拥有美好的感觉通道。一些人由于感觉组织的生理损伤，感觉通道不能很好地工作，但一些没有受到损伤的人，感觉通道仍然可能不能很好地工作。由于受到期望和过去经验的影响，我们很容易曲解正在发生的事情。感觉通道由于受到先前“不要看”“不要接触”“不要听”等类似的警告而变得不可信任。结果，我们的感觉输入通道只是在部分时间工作，或只有部分通道工作。在这种情况下出现的情景和人并没有被真实地反映，相反，它们被反映成在我们的思维中它们应该成为的样子、它们以前的样子或者它们将要成为的样子，显然，这会导致失衡。

我们的情感维度

根据我通过经验、文献及博学的朋友所收集的信息，右脑（连同我们的神经细胞和内分泌系统）是监控和体验感觉的工具。感觉是我们体验生活中所发生事情的工具。感觉就像为我们的生活赋予颜色、质地和音调的“汁液”。在这一领域，人们通常（为了被接纳）会忽略、否认、扭曲甚至拒绝自己的感觉，进而导致知觉扭曲，使创造性和能力受到抑制。所有这些都将导致人们对生存的不良感觉，再进一步的结果就是人们通过这种方式否认他们期望从他人那里得到爱和尊重的强烈愿望。

当我们这些在西方文化里成长的人检视自己的一些感觉时，比如愤怒、挫折、爱（除非是和“正确”的人）、恐惧，我们很可能会忽略（我没有注意到……）、拒绝（那没有发生……）、扭曲（或许这是……）或者投射（这是你的错……）这些感觉。感觉是一种能量，当这种感觉不被承认时，它就会以另外一种形式出现。能量不会因为感觉没有被承认而离开，相反，它通常会以破坏性的方式再次出现。这种破坏性可能发生于身体（比如生病）、智力（比如思维的混乱和局限）或者情感（比如紧张和疯狂）。如此下来，这一定会造成关系的混乱。当这成为一种主要的生存方式时，所导致的结果就是我们的自尊被损害。不管它们是在个人还是互动的水平上呈现，自然强化的负性情形都将被创造出来。

我们的智力维度

我们的智力大部分来自左脑。左脑是逻辑的所在地，是我们做出总结、制定规则、接受理念、成为“学者”的地方。在处理真实信息方面它是一个非凡的工具。当它承认右脑是和自己平等的伙伴时，它便可以为它的主人创造出所有形式的兴奋、发现和好奇。

然而不幸的是，西方文化给了左脑更高的地位，在所有知识和学术至高无上的领域中（如自然科学、医学、技术等），右脑都被轻视，结果是我们的情感极度匮乏。只有对于艺术领域中的人，右脑的工作才被尊重。

总体来说，女人拒绝使用她们的左脑，却试图从男人那里获得；男人拒绝使用他们的右脑，却试图从女人那里获得。这种文化导致我们是“半个智者”，而许多男女关系中的困扰都可以追溯至此。

可喜的是这些似乎正在改变。我的预感是我们正在进入一个新的时代，在这个时代里我们知道人类必须同时拥有、认可和使用我们的左右脑，尊重我们的理智和情感这两个部分，这样我们就可以成为“完整的智者”。

我们的身体维度

我们的身体是一个奇迹。是谁能够创造出如此多的奇迹然后使它们工作？在很大程度上，我们被教育去忽视我们的身体，只有当我们脏了、生病了、太胖或者太瘦，或者不是标准的尺寸或体型时，我们才会关爱、感激、理解我们的身体并产生和它交流的念头。

当我们不喜欢、忽略我们的身体，或者认为理所当然时，失衡和不和谐便会以不同的形式出现，并影响我们的身体、感受、思维和行动。拥有这八个水平使我们像一幅由多个部分组成的美丽的织毯，每个部分都影响其他部分，同时也被其他部分所影响。现在这八个部分是作为整体呈现给我们的，其余的部分也一定能够被发现。

直到现在，这些不同的水平仍然被作为相互分离的部分对待。对各个部分的关照由不同的专家负责，而通常这些专家并不了解其他部分，或者只理解他所负责的部分与其他部分是如何相互影响的。我们将身体交给医生，将头脑交给教育者，将感受交给心理分析师，将灵魂交给牧师，其余的部分则被放置在没有人的地方。任何人在任何时候，这八个水平之间都存在着动态的相互影响，就像存在着一个公式一样：

A（身体）+B（头脑）+C（情感）+D（感受）+E（互动）+F（营养）+G（环境）+H（灵魂）=S（自我）

所有部分整合在一起才是自我，尽管自我远远超过这些部分的总和。当然，各部分可以被单独学习，但事实上我们每个人都是一个系统，我们可以分别谈论各个部分，但它们就像一个系统，是以整体的方式发挥功能。一个家庭也一样。

我们现在所拥有的八个水平之间的关系为治疗师和家庭成员呈现出一幅需要被理解的复杂画面。为了真正理解家庭发生了什么，我想我们需要带着这样的意识去思考和行动。对于作为治疗师的我来说，我看到系统里的症状正在表达着这八个水平之间的失衡和困扰。通过观察个体或者家庭系统的规则、价值观和其他信息，来理解那些发展不良的、受到限制的或者被忽略的东西。

关于系统，我有一个简单的定义：系统是一系列重要成分之间的行为、反应和互动，它们为了实现某一目标而发展出相应的秩序。当我运用“家庭”这个词时，我是指所有的家庭形式——自然的、混合的、单亲的、扩张的或者是公共的家庭。它们都拥有相同的基本成分。

对于一个家庭而言，基本成分就是家庭中的成人和孩子。家庭拥有的共同的显性目标就是成人引导孩子成为成功的成人；第二个更内隐的目标是家庭中的每个成员都对这个过程的发展感到满意。

家长应对改变（如生理、心理、情感和性方面的成长需要）所创造的系统规则，将在很大程度上决定他们如何发展和运用权力、亲密、隐私、能力、成就及成功的社会关系等。

我相信，掌管家庭的成年人的过往经历、愿望、知识和价值观是家庭系统建立的基础，这些因素通过他们的自尊、彼此沟通、情感规则和生存弱点编织在一起。系统的基本部分是父母如何结合，以及他们对待彼此的方式是和谐的还是冲突的。

我要再一次重申，就我所看到的，所有的父母都是尽其所能做到最好。当然，这种“最好”依赖于他们曾经学到的知识及他们如何来感知自己，因此他们不应该被指责。他们的行为是他们所学习到的自然结果。他们需要认识自己，需要被理解、被教育成一个更完整的人。当我们研究了一个至少三代的家庭时，就能很清楚地看到其学习的结果和自尊的水平。

我认为系统一般有两种基本类型：开放的和封闭的。封闭的家庭系统似乎在一系列僵化的、固定不变的规则上运作。这些规则被运用到任何情景中，不管是否合适。封闭的家庭系统被削弱和扭曲，并与外界保持着僵化的关系。举一个简单的例子，这些规则就像汽车中的吸氧器，被装置在固定的位置，然后默认固定在这个位置就可以适合所有的海拔高度。“一旦你是孩子，就认为你总是个孩子”，或是“35岁被认为是最佳年龄，所以我们必须保持35岁时的方式”，或是“一旦生病，就认为你总是生病”，这同样是僵化规则的体现。

一个封闭的系统被权力、神经质的依赖、服从、剥夺和内疚支配。它不允许任何改变，因为改变会打破平衡，人们因为害怕而固守着这个平衡。他们似乎有一个虚幻的想法——如果允许改变，毁灭性的灾难就会随之而来。当然，上述情形在不同的家庭中会有所不同。我借用一句老话：“对我们很多人来说，熟悉的东西未必是舒服的，却比冒险探索未知安全得多。”这就是我所说的阻抗。做出改变通常意味着我们要冒未知的风险。

家庭系统过于封闭所导致的结果是，其成员由于恐惧、内疚和担心被惩罚而保持着无知和顺从，并且他们的认知受到局限。随着时间的推移，封闭系统必然被打破，因为当一个或者更多的家庭成员达到了他们所能应对的极限时，某个人就会出现症状。

开放系统的特点是具有选择性和灵活性。如果需要，他们甚至会选择封闭一段时间。健康的、开放的系统的主要特点是有能力随着环境的变化而改变。他们承认事实，允许个体完全自由地充分表达他们的希望、恐惧、爱、愤怒、挫折、兴奋和错误。也就是说，我们所知道的人类一切的特点都可以不受任何威胁地呈现。开放的系统被人们的直觉所引导，并且鼓励有意识地提升自我价值和一致的沟通方式。

当然，开放和封闭的程度是在不断变化的，因为我们都是人，我们都不是完美的。

所有的家庭系统都是为了保护和管理它的家庭成员。在封闭系统里人们大多被恐惧所掌握，所以他们体验到的资源是有限的和受制约的。他们生活在一个充满敌意的世界里。在那里，爱是用金钱、条件、权力和地位衡量的。在开放的系统里，资源是被爱和理解掌控的，资源被看作可能的现实。人们生活在充满自信、幽默、真实和灵活的人性氛围中，在这种氛围下，问题被当作挑战而不是威胁来对待。另外，如果有需要，人们会主动寻求帮助。

发生了什么使系统里的成员出问题呢？（坏男孩或坏女孩从来不是

天生的，只有潜能是生来就具有的。）因为发生在这个人身上的某些事情必须被拒绝、投射、忽略或扭曲，所以这个人也就变成了各种类型的坏的、生病的、愚蠢的或疯狂的男孩（女孩）或男人（女人）。为什么会发生这些，对我来说解释起来非常容易，但我改变这些非常困难。

个体只是他和自己及和其他家庭成员（特别是成人）进行有意、无意互动的结果，因为成人拥有孩子从受孕到现在的心理意义上的生死权。所有的婴儿都不可避免地被迫成为见证父母的信念的人，以及自己所生活的社会的观众。

人类似乎愿意付出任何必要的代价来感受到爱、归属感、意义和重要感，尽管这些代价未必真的能够换取他们想要的东西。个体愿意去适应任何事情以试图获取这些东西，这使得封闭的家庭系统有可能维持足够长的时间。

我们用精神病学的术语命名这种类型的适应，像精神分裂症、躁狂抑郁症等。对我来说，这些术语更重要的是用作精神病学的诊断，而不是用来理解这个人。

给人贴标签是危险的，特别是当标签将个体的状况与他（她）本身的特性相混淆时。一旦贴上标签，这个标签将为这个人形成一个新的身份，并且继续巩固个体“生病的”“疯狂的”“弱小的”等标签所代表的特征。

事实上，过去的诊断不是对个体生命的横向和纵向的深入探索。通常它们让人难以理解，而且具有明显的指责性。诊断是病理取向的，它们主要针对症状。

但是，当我们把症状看作为了适应而做出的努力时，我们就能够更好地理解如何去寻找症状的意义。症状表现者试图在疏远的、怀有敌意的和充满伤害的系统中生存，并赋予生活意义。通常人们对内在或外在的改变感到无望，甚至将其与无望的斗争当作他们命运的一部分。

另一种观察症状表现者的方法是，去观察那些正在由于饥饿而濒临死亡的人。如果我感到某种接近死亡程度的饥饿，并且我认为自己没有资源的话，我将在我挨饿的地方夺取任何能够给予我营养的东西，这也就意味着，我会杀、偷、伤害我自己、攻击他人、欺骗他人等。对某些遇到这种饥饿状况的人来说，这些方式是难以想象的，所以他们求助于其他的方式，比如毒品、酒精、生理或者精神疾病，这可以保护他们从意识中摆脱饥饿的感觉。在其他情况下，他们将自己看作没有资源和毫无意义的，甚至会选择自杀。

对我来说，症状就像出现在汽车仪表盘上的警示灯。当这个灯亮起来的时候，也就意味着开动汽车所需要的系统出现了某种形式的损耗、不和谐、损坏或者故障，一个或者几个部分的协作损坏了。任何一部分损坏，整个系统都会受到影响，就像在家庭中一样。

我以同样的方式看待家庭和个体。我的重点是去理解警示灯所提示的信息，然后探寻家庭成员损耗、阻碍或者伤害他们自己和他人的方式。我的治疗方向是释放和调整这些被阻塞的能量。这意味着我去处理他们的自尊、沟通和规则问题，也就是那些与自我的八个水平相关的问题。

我的重点是发展和释放所有水平的能量。当达到这个目标时，症状就不再有存在的必要，并且会由于失去存在的意义而消失。我发现家庭规则可以变成支持家庭成员健康、成长、幸福和爱的指导，这也就意味着所有水平的和谐互动，无论是个体内在还是个体与其他家庭成员之间。

如果治疗被看作释放能量和制造和谐空间的工具，那么治疗也是一种与自我达成新的关系的适宜的方式，这样个体就能够运用智慧、情感、身体、互动、感觉、环境、营养和灵性资源而充分地生活。这也是一种帮助多个个体运用彼此资源的方法。或许在未来，我们将更多地关注成为一个完整的人意味着什么。学习成为一个完整的人就像现在学习阅读一样重要。届时，心理治疗也会呈现不同的面貌。

目前，治疗的角色之一就是观察行为的根源。我认为所有当前的行为都开始于个体生命早期对特定情境的特定反应。当这些反应在一连串的压力下发生，并满足了个体的生存需要时，它就开始形成这个人新的定义。一旦这个新的定义开始，就很容易被强化。现在我们看到的是一个新的存在。渐渐地，随着时间的推移，一旦新的定义成为个体的特征，一整套新反应就在行为中固定下来了。

对治疗师来说，去观察症状背后的潜能是很困难的，因为症状的影响是如此强烈。从健康和潜能的角度来观察当前的行为，能够帮助我明白在我眼前发生的事情是可以被理解的。也就是说，病理得到了澄清。如果我了解一件事，知道这件事是如何被知觉、应对和整合的，我也就能理解所发生的后续行为如此相似的原因。

有时候我很清楚，那些呈现出的问题并不是症状产生的原因，应对问题的方式才是问题所在，而这是一个过程。我注意到很多被人们认为是毁灭性的问题其实是很多人都需要面对的。能够处理这些问题的人与那些被这些问题摧毁的人之间的差异，是他们的应对问题的过程不同。我将这个过程看作自尊水平的功能。对自我价值的评估对健康同样重要，如果缺乏高自尊，我们就很容易受到各种形式的自我贬低的影响。

不管我和其他的治疗师写了什么，我们对于健康都知之甚少。我们的注意力过多地集中于不健康。没有疾病不等于健康，就像没有战争不等于和平一样。

过去，很多治疗师认为将力量作为建立生命的基础是简单和肤浅的。我认为针对病理的工作就像去敲打一匹死马，在那里是没有生命的。我认为，世界上病理取向的助人者在帮助患者时花费的大量时间是没有多少成效的。

如今，我们强调的概念是整体健康思维、生物反馈、视觉想象、左右脑集成，我们可以不再像过去那样去理解和行动。随着时间的推移，我看到了从健康取向的角度来看待事情的优势。

比如，我曾经在最近的六年里了解过这样一些人（二十个家庭），对他们进行每年一次、每次一整周的观察。人们出生，进入青春期，离开家，去上学，结婚，离婚，再婚，退休，死亡，对人们来说所有这些生活中的转变都可能成为心理危机；相反，它们也可以被看作在当时的情景中预示着改变的自然生命过程，可以被当作挑战而不是危机来应对。

作为咨询师，运用自己是一件让人敬畏的任务。为了与这个任务相匹配，咨询师需要不断地发展自己的人性和完整性。我们是和人类生命一起工作的。在我看来，学习成为治疗师并不像学习成为水管工那样，水管工人能够经常满足于技术，但治疗师需要去做更多。你不需要爱一根管子然后去修理它，但在治疗中，无论我们使用何种技术、哲学或者家庭治疗学派，无论我们实际做了什么，都需要借助我们自身来实现治疗的功能。

在我的教学中，我关注治疗师的人格。我们是与别人一起工作，我们需要能够理解和爱我们自己，能够去看、听、接触和理解我们所看到的。我们需要创造条件，以觉察、倾听、接触和理解自己。

一般的咨询技术的问题就在于，它像面包切割机一样工作——无论面团的大小、硬度或者质地。在开始阶段，我认为我们在某种程度上都需要运用技术。后来，我认为，我们需要学习更恰当、更谨慎地将技术扩展到我们所做的各种事情中来。

最近，我填写了确认家庭治疗师治疗风格的调查问卷。我发现自己对几乎所有的技术都说“是”，但是，没有任何一项技术能够代表我对每个个体和家庭的看法。我将我所学的关于病理学的知识看作合适的时候可以取用的信息，这并不是说我要扔掉它们，而是将它们放入新的环境。对我而言，那些关于如何修理漏了气的车胎的知识并不能教我什么驾驶的技术。这些技术我都需要，但是不能让一种技术代替另一种。病理学给我关于病理的信息，但并没有告诉我关于健康的信息。我需要知道关于健康的信息，并且运用病理和健康这两种信息。

尽管人们总是给予技术特别的关注，“你做了什么”“我该如何做”是我经常被问到的问题。对我来说，技术是在特定的时刻为了达到期望的结果而及时采取的行动。我有数千种技术，它们在某个时刻被用来实现个人或者小组的特定需要。如果没有技术可以使用，我就创造它们。

如今，大多数家庭治疗师能够对症状表现者的家庭系统是如何运作的达成共识。然而他们在处理方法上存在着较大的差异，不同治疗师强调不同的方面。针对特别的人群，治疗方法也因人而异。显然治疗师强调和运用的方法是与他（她）的人格及所持有的关于人类的信念有关的。

基于在家庭治疗中的学习，我认为我们应该逐渐以新的视角来看待个体和家庭的关系。显然，家庭是个体长大成人的基础，同样也是孕育困扰种子的地方。

人们被教授的东西反映了其所在的大的社区或社会的现状。如果我们想去改变社会，我们需要提升学习的水平及人们关于什么是更完整的人的自我意识。

人们总是在寻找答案，就像我们今天所做的。尽管我们已经学习了很多关于人性的知识，仍然有很多未知的神秘之处。

一些我们曾学习的东西在一开始似乎是适合的，然而随着时间的推移就会被部分或者全部抛弃。比如，用水蛭吸血永远也不再被认为是一种医学治疗方法了。过去的一些发现就像萌芽，需要被发展。一些基本的新发现需要继续向前发展。对我而言就是这样。

新信息通常会促使我们重新看待当前的理论和实践，并且促进我们对它们的修正和改变。关键是留心新信息并且愿意去尝试，看看它们是否合适，这样是很有益的。我认为所有的人类学专家都应该如此。当一个人在头脑中限制自己，以获取“正确的方法”，并且拒绝所有不适合这种方法的信息时，就会变得封闭，而且这也是危险的。

在这一点上，我坦率地使我的理论走向开放，并承认人类潜能的存在。我也努力朝向大的“家庭”，比如我们的团体，包括国家的和政治的。有一些共同因素可以运用到大的“家庭”中，就像运用到个体家庭中一样。我看到其他很多人也在做同样的事情。

我们似乎正在进入一个时代，在这个时代里我们正在发现什么是人类，成为一个完整的人意味着什么。现在我所写的这些仅仅是一个很小的开端。可能在五百年以后来看，我们现在所研究的只是这个方向上微不足道的开始。后人或许会把我们看作生活在前人类时代的人，就像我们现在回头看史前人类一样。

种子将会继续成长。一百年前，没有人能够预见现在所创造的技术奇迹。三十年前，除了在医学和技术中有所了解和运用之外，没有人将

“系统”这一概念运用到家庭和我们的人类组织，但现在我们这样做了。

我们无法知道下一个三十年或者一百年，人类将拥有怎样的关于自身的发现，但无须怀疑的是，其中的一些发现将引领我们更深入地理解什么是人类健康。

我，作为其中的一员，期待着那些未知的发现和创造。同时，我也将保持一颗开放的心，坚定地按照我相信的真理去工作和生活。

8

治疗师和家庭治疗

引言

沙龙·布莱文斯

人们常常惊叹于维吉尼亚·萨提亚的“魔力”。她怎么能不费吹灰之力就与人建立联结？她如何能给人们的生活带来深入的、贯穿生命的改变？萨提亚的“魔力”并不是神赐的礼物，她独特而难能可贵的风格直接得益于她对学习的孜孜追求。其“魔力”深深植根于她对人类本身价值的坚持，对每个个体独特性的认可，以及对人与人在关系中联结的重要性的理解。在萨提亚很小的时候，她就开始了这个学习的过程。由于萨提亚对关系充满了好奇，她开始自称“侦探”来探索自己的原生家庭，留心观察并且分析家庭互动的动力关系。因为萨提亚天生的好奇心及对人类互动的兴趣，她逐渐认为人都是独特的、有力量的，并且大多数人都是可以改变的。在本章中，萨提亚分享了她用一生时间不断完善的模式。从她童年时期侦探式的工作开始，到后来每一次转换专业，这个过程最终使她建立了萨提亚模式。萨提亚给我们展示了她那令人着迷的内在学习过程。

在萨提亚分享其模式发展的过程中，她展示了自己对人类和关系终身学习的旅程。她最初的见解来自原生家庭，在那里她学习到，如果想要与人建立关系，就需要承认他们的价值，建立对他们的信任及鼓励他们冒险。她在转化方面是一个先锋，鼓励人们成为自己的“侦探”，只要向内寻找自身的资源就能带来充满希望的、积极的改变。她的重点在于使人们转向内在去体验自己的感受，因为感受直接联系着个体自尊的建立，这种联系会使人们对生活做出不同的选择。这种通过联结内在感受来建立自尊的过程是萨提亚理论的核心。萨提亚发现建立自尊是积极转化的基础，她后来在这个发现的基础上发展了自己的理论。

萨提亚相信“右脑联系着感觉的体验……这会直接作用于自尊的发展”。她在与人工作时会把联结大脑、身体和感觉作为改变的工具。她会观察人们的身体语言，然后发现很多人其实是在压抑和否认他们的真实感受，这会发展成为各种身体疾病，比如后背问题、肠道问题、高血压、哮喘、皮疹、糖尿病、尿失禁，等等。萨提亚相信，身体与感受相关联，并记录着人们的负担，她发明了一种方法，通过让人做出沟通的姿态来帮助人们激活右脑并且安全地体验其对过去经历的感受。这种联结大脑、身体和感受的体验成为建立自尊、治疗情绪创伤及带来积极改变的有力工具。当今的研究验证了萨提亚早期的信念，即联结大脑、身体和感受的合理性。心理神经免疫学主要用可测量的方法研究人们的信念、行为与脑功能及免疫系统的相互关系。他们发现人们的信念及对感受的压抑直接与人类产生的身体疾病相关。

如今，我们的世界比过去更加忙碌和喧嚣，忙乱的生活很少给人们时间去自我反思或者与他人建立联结。这样的生活会滋生孤独和僵化。萨提亚深刻的见解给我们提供了一种不同的途径，帮助我们在忙碌的生活中取得平衡。萨提亚的“魔力”是带着接纳、认可和希望来触摸一个人的内在世界，并为他带来改变，以及展开新生活的可能性。现在，通过她的教导，萨提亚的“魔力”已经转化成一种工作模式，在全世界范围内推广，给那些生活在黑暗中的人们带来希望和积极改变的动力。

本章主要展示的是我在过去和现在是如何学习、观察的。我是一个“自学成才”的家庭治疗师，没有接受过正规的家庭治疗训练。然而，在二十九年前，作为非主流治疗师中的一员，我意外地发现把家庭当作一个治疗单元来工作的可能性，然后就坚持了下来。我最初接受的是教师培训，然后接受主流心理分析背景的培训，成为一名精神病学的社工。

接下来我与每一个家庭的工作印证了很多在之前专业培训中学到的临床概念，然而，我渐渐发现自己不得不放弃更多的专业知识。

我选择写本章，主要是想跟大家分享自己的经历，展示我是如何看待有需要的人们，以及如何与他们建立联结的。

定义

我感觉“过程模式”一词比较适合用来对我所做的事情进行描述。这种模式强调集合治疗师和家庭的力量来提升幸福感。

这种模式的核心是把所有的互动和交流转化成推动家庭中个体及家庭系统的方法和程序，把关注的焦点从病理基础转向一个人的幸福健康。

在我看来，所有的系统都是平衡的。问题是：系统中的每个部分为了维持现状需要付出怎样的代价？统治一个家庭系统的规则来源于父母维持自尊的方式，而孩子就在这样的背景中成长，并发展出自己的自尊。交流和自我价值是系统的基本组成部分。

假设

首先，我假设任何症状都代表成长中的一个阻碍，而且它其实和系统之间存在着一种生存性的联结——要求所有成员都要表现出某种形式的成长受阻或扭曲——以维持系统的平衡。具体形式可能会因为个体和家庭的不同而有所差异，但本质不变。

第二个假设是人类本来就拥有能够满足自己成长需要的一切资源。我的治疗过程只是协助他们打开通往丰富自我的潜能之门，并且学会如何使用它，这样就创造出了一个促进成长的系统。

我们可以在八个水平上接近自我潜能：身体、智力、情感、感受、互动、环境、营养和灵性。身体症状只是一个起点，就像地图中的一个坐标，指明阻碍所在。它给人们提供线索，帮助人们发现和摆脱扭曲、忽视、否认、拒绝、无营养和未开发的部分，以使他们更高效、更健康、更快乐地应对生活。

第三个假设是每个人、每件事都会彼此影响。系统中可以不出现相互指责，因为那只是多重刺激和多重影响。这是一个基本的系统概念。进行干预的第一步就是让大家看到、感受到并理解这一系统模式。“雕塑”就是我为了实现这种可能所发明的一种方法。这种方法让人们通过身体姿态，集中展示距离和亲密的成分，来表现他们的沟通和关系模式。

雕塑的过程需要让所有彼此影响的人们共同参与，不能在场的人也需要使他们在精神上卷入进来。雕塑可能需要添加核心家庭成员、原生家庭成员（祖父母和姻亲父母）、重要他人、管家和宠物。如果家庭出现混乱，系统就会自发地在相应的时间产生一种合适的应对方式。我在很多家庭和团体中使用雕塑的方法。我会通过角色扮演来代表缺席的成员。在办公室环境中，我会使用空椅子或者视觉化技术，有时候也会用家庭成员来进行角色扮演。

我的第四个假设是，（a）治疗是发生在人与人之间的过程，目的是实现积极的转化；（b）治疗师要成为引导者，发明并教给家庭变得更健康的方法。然而，治疗师不能控制成员。我在治疗中会发展出爱、信任和探索的环境，并以此为工具帮助人们承担必要的风险来改变自己。一旦我控制了某个人，就很少能取得好的效果。所以，引导的过程很重要，治疗师需要帮助每个家庭成员尽可能地成为一个整体。

成为模式先驱的历史发展过程

远在接受专业训练之前的儿童时期，我就不得不在成长的过程中发展出自己的方式。当我五岁的时候，我决定成为一个调查父母的儿童侦探。父母之间发生的事情很多，我很难全部理解。理解与我有关的事情、感受到被爱及体会到胜任感，是我关注的核心。我确实能感受到爱，而且觉得自己有胜任力，但是理解我所观察到的所有矛盾、缺失和扭曲——有些是我父母关系中的，有些是其他人之间的——却让我心碎和困惑。有时这些情境会让我怀疑自己是否被爱，但是大多数情况下，正是它们的影响使我发展出预测力、洞察力及提升我整个生命的能力。

成为一名侦探意味着要做一个观察者。自然，我需要把所有观察到的线索尽可能地整合到一起，这是我的真实体验。人类的大脑会自动对所发生的事情赋予意义，不管它是否荒谬。在那些日子里，作为侦探故事的忠实信徒，我需要找出谁是“坏人”，然后去抓住他（她），接着施以惩罚，最后试着做出改变。有时候犯人可能是我，或者是爸爸（妈妈），或者是他们两个人。

我对一切事情都充满了好奇，包括“你太小所以不能做”或者“不适合女孩子”等诸如此类的事情。因此，我发展出一种保守秘密的能力，并可以在没有任何线索的情况下大胆推测。我爱学校，爱读书，求知欲旺盛，尤其在思考和理解事物如何运作、它们是由什么组成等方面很有天赋。

偶尔，我会说出我的观察，告诉父母我对他们的行为的看法。我因此看到很多不同的反应：惊慌、害羞、有趣、惊讶或者沉默。我并不知道每种变化背后的意义，同样的观察在不同的时机告诉父母，也会得到不同的反应。我应对这些反应的方式就是开玩笑、装聋作哑，很多时候装作只是为了获得他们的关注。我有一对双胞胎弟弟，他们比我小十八个月，在这种情况下他们对转移话题起了很大的作用。

不论在哪里都有一个完整的世界（人类的内在）是我很想研究的。我觉得自己和所有的孩子都有一种很强的联结。他们是我的部队，他们是我的重心。直到我近三十岁的时候，我才逐渐理解所有的成人都是长大了的孩子。如果他们从童年开始就没有学习新东西，那么他们仍然会像孩子一样做事情。这个很小的发现帮助我更好地理解了成人。

对我来说，“我长大以后”做一名小学教师是再自然不过的事情。我接受的教师教育让我理解儿童是如何学习的（学习理论），特别是学会理解并尊重人类的能力，并且略知一些父母对孩子的影响。非常幸运的是，我遇到了很多有天赋的、人性化的老师，他们鼓励我继续观察、倾听、得出自己的结论。在这个基础上，我扩展了理解的领域。这些老师帮助我用非评价的态度对待他人。我觉得自己像一个人本主义科学家一样在儿童实验室里工作。

我想变成一个“真正”的儿童专家，而不是一个“脱离实际的专家”，所以六年里我共在五所学校进行教育实践。这些学校位于经济地位和社会群体都不相同的地区，分布地域广泛。这些学校的儿童有的有生理和心理上的残疾，有的被称为“天才”，有的来自不同的种族，还有的被称为“普通”儿童。

当我开始教学的时候，如果我想帮助孩子，我就会很自然地想要了解他的父母。所以我坚持在每天放学后进行家访。这个家访项目帮助我在六年的时间里与二百个家庭建立了很深的联系。

我从大学的训练中获得的只是理性上的理解，而我的观察使我更有重点。只要与孩子的家庭成员接触，我就能很快找出解决之道。例如，有个年轻人看起来情绪低落，对上学没有兴趣，可能需要帮助。当我尝试去见这个家庭时，我发现他们习惯了夜生活，而且家中的每个人都可以睡到很晚，只有这个少年必须早起。我给他安排了一个午休的时间，并与他的家庭进行了沟通。他们利用自己的资源帮助我解决了这个难题。我现在明白了，是我给了他们非评价的、人性化的感觉，使他们愿意给我提供方便，这也使我能够帮助到他们。在他们的配合下，我成为这个男孩的更好的老师，他也在大家的帮助下成为一个更好的学生。

另一个少年来学校的时候总是很脏很饿，我通过调查发现，他的父亲酗酒成瘾并夜夜狂欢，一到晚上父亲就会把儿子锁在家中，自己外出。我不关心他的酗酒问题，但是我需要做一些工作使孩子不再被锁起来。

另一个孩子总是乱抓和发痒，结果我们发现她有虱子。在我与这个家庭建立联系之后，我们制定了合理的步骤来解决这个问题，从而避免了孩子被人嫌弃和尴尬。

另一个十岁小男孩的母亲，告诉我她的孩子在五岁的时候被绑在树上，遭到一群大孩子的性虐待，这导致他常常像失了魂一样突然丧失意识。她要求我阻止孩子去木材店，因为在那里他可能会用电锯伤害自己。他非常被动而且体型瘦小，他的母亲说她已经寻求了一切可能的帮助，但是都没有用。我最初的反应就是融入这位母亲的世界，成为她的朋友，这样做之后我感受到了她的支持。我答应她我会尽己所能，但当时我对如何帮助这个男孩一无所知，不过我相信我一定会找到方法。

我教孩子的方法就是创造一个生动的情境，做游戏、排小品、画出自己的想法等。简单来说，就是去做任何能触发他们的兴奋点、能让他们主动学习的事情。在那个十岁孩子的例子上，我设计了一个制作木偶的项目，然后编成童话故事。我选择了一个故事，其中有可怕的“坏人”，也有“非凡纯洁的救世主”，均由这个受过虐待的腼腆小男孩来演绎。他会站在木偶帘子后面表演，没有人知道是他在表演，他会扮演最邪恶的坏人，声音越来越大。他也会扮演最有能力的好人。在五十场表演之后（我们在镇子里表演这个木偶剧），这个孩子长高了两英寸，而且丧失意识的情况也消失了。他后来成为一所大学的运动队中的优秀一员，在那之后，还成为一名优秀的专业人士。

在很多年后我才完全理解究竟发生了什么才出现了这样的结果。在这最初的阶段中，我学到的是：

1. 父母是孩子的资源，只要我们知道如何争取到他们的帮助。

2. 如果孩子有问题，很多时候是家里的事情或者过去的事情对孩子产生的影响。

3. 难题也能得到解决，只要我们相信，只要我们能创造一个充满信任的氛围，而且想办法获得必要的资源。

我的侦探工作使我了解了很多方面，但是我还不理解它们是如何整合在一起的。我明白要想取得良好的治疗效果需要同时对人们的内在和外在开展工作。我听说有一种叫作社工的工作，可以学到有关人们内在的知识。我制定了计划，在从事教师工作两年之后，进入暑期班学习，四年后我成为一个全日制的社工专业的学生。之后我沉浸在学习病理知识的兴趣中，完全忘记了我曾经学习过的有关人们成长潜能的内容。

在研究生阶段，我学习了存在于人们内部的世界，特别是关于内在驱力的部分，它是影响我们行为的强大因素。由于我们意识不到这些驱力，所以它们不受控制，同时也不能被我们理解。在社工学习中，我在用大脑学习这些“病理学”的知识。我也学到如何帮助人们与他们的感受和平共处，并对感受进行研究——这些对我来说都是全新的概念，所有的这些都让我非常兴奋。

在我毕业前后差不多十年的时间里，一个犯罪的女孩是我的工作对象，在那里我继续遵循教师学校的指导思想——试着和这些女孩的家庭接触。有很多人的资料上没有父母或者只有母亲没有父亲，所以我的重点是找到谁是他们的父母，他们在哪里。我继续扮演侦探的角色，而且找到了大多数父母的下落。他们有些还活着，有些已经去世了。对那些父母已经去世的女孩，我会把她们带到父母的墓前。寻找父母的经历使我接触到现实生活中最最底层的部分——精神病院、肮脏的公寓、可怕环境下的死亡、贫穷、被忽视、太平间和医院。无论怎样，我还是对每个人抱有希望。我开始尝试接触每个人“少得可怜的自我价值”，现在我知道它一定存在，毫无疑问。大多数情况下我不仅成功地帮助了那些女孩，而且还帮助了她们的父母。我可以使他们利用自己的资源帮助自己，也帮助自己的孩子。

我逐渐发展出一个深入且坚定的信念——每个人都可以成长。在之后的四十二年间，这个信念愈发坚定。我的研究就是学习如何接触到它，并且展示出来使人们能够应用到自己身上，这至今都是我工作的首要目标，它适用于任何情境。我在开始临床工作时逐渐认识到这种侦探式的工作叫作“诊断”，我学到的唤醒人们希望的部分叫作“激发动机”。

在临床工作中，我学到了如何对症状进行精神病学的命名，我可以很有信心地做出“诊断”，这意味着我很“专业”。它使我能说“内行话”，使我能够和同事进行“专业的”探讨（使用“专业的”术语），同时写出深刻的报告。但是，最后这并不总能有效地帮助人们。

我经常感到自己在做诊断时实际上做的是某种“命名”工作。我的职业似乎需要如此，在临床工作中我的训练要求我寻找的都是负面信息。我的感觉告诉我，一定还有一些积极的地方（我肯定不能把任何想法都告诉别人）。知道最后每次写临床诊断对我来说都是一种折磨，我逐渐认识到这是因为我只看到了整个画面的一部分，我开始理解为什么我对寻找负面信息感到如此沉重。我不知道如何应对被贴上“妄想症”或“精神分裂症”标签的人。但是，我能帮助那些感到空虚和无用的人。他其实是同一个人，但是当我把他当作一个完整的人而不是一个类别代号来看待时，我就能与他建立联系，于是效果就会出现。

在我的临床工作中，我没有学到任何关于其他家庭成员的积极之处，最多把他们看作不确定的帮助者，而最坏的情况则是把他们看作治疗的敌人。这让我必须舍弃过去当老师时获得的经验，因为老师的工作对象是“健康的孩子”。现在，我是一个临床医师，面对的是病人和他们的病症，我迅速地成长为一个“心理疾病专家”。

由于我个人需要帮助，也因为觉得会对专业有益，我去向一位权威的心理分析专家寻求帮助。我的确获得了一些东西，但是当时我一直在不断地犯同样的错误，最根本的困难一直没有被触及。我知道一定还有更多的东西，寻找更多东西的过程把我推向了无人区。

1951年，在一个精神病学密友的鼓动下，我开始了个人执业，从此我被推上了前线。因为没有处方权，也就不会有责任保险或者第三方保险金给我提供保障。如果我想在经济上维持生存，咨询就必须做出效果；如果我想在专业上立足，我必须保证不能让病人恶化，也不能让他们受到更大的伤害，受到惊吓或者自杀。综合以上情况，最初找到我的人不是没人愿意接的病人，就是“长期酗酒”“慢性精神分裂”的病人，极度依赖，或者曾经接受过治疗但是被治疗师放弃的病人。他们都是高危人群。

这期间发生了两件事情。第一，由于知道病人已经试过了所有的经典治疗形式。我意识到我不能再重复使用那些。随着时间的推移，我逐渐放下了自己“临床专业”的部分，而回到被我丢了许多年的侦探工作。然后有一天，第二件事情发生了。在我与一个被称作“门诊精神分裂症患者”的女孩成功地工作了六个月之后，我接到女孩母亲的电话，她威胁说要到法院告我离间她和她女儿的感情。那一天，我在她的陈述里听到了两个信息——她的语气中透露出的是请求，言语中表达出来的却是威胁。我对请求做出回应，邀请她加入治疗。让我意外的是，她答应了（我接受过的培训告诉我她不会这样做）。让人惊讶的是，当她加入时，她的女儿又回到了治疗前的起点。我从惊讶中恢复之后，再次开始观察，结果发现了非言语线索系统，后来我才明白，这是“双重信息现象”的一部分。这也成为我的沟通理论的雏形——人们说的是一件事，但是身体语言表现出的是另外一件事，这种现象变得越来越清晰。

最后，我发现这个母亲应该还有一个丈夫，也就是女孩应该有一个父亲。我进行了询问，（在儿童指导实践中，父亲并不被包含在内。女人才是家庭的主宰。）这个家庭确实有一个父亲，而且他还健在。我向这对母女提出了一个建议——邀请那位丈夫，也就是父亲加入。她们同意后，父亲也加入了进来。当时我就发现了一个新的秘密：这对母女的咨询本来进展得很好，但是随着父亲的加入，一个不同的剧目开始上演了。我当时处理的是后来被称作“原始生存三角关系”的内容，这个概念现在成了我工作的基石。我们都是从基本三角关系中开启生命的，这个原始三角的生存方式塑造了我们的身份特性，但是这个三角被莫名其妙地设定为负面的，而且无论何处都被认定有潜在的破坏性，我们能期待的最好情况就是能够巧妙地处理它，以使它变得仁慈而非恶毒。我现在发现，成功的家庭治疗的效果都取决于发展出一个滋养型的基本三角关系。

现在，我明白这个三角是孩子接收到破坏性或建设性信息的源泉。有一天，我想到我有兄弟姐妹，便很好奇来访的这个家庭是否还有其他孩子。在我的询问之下，我发现这个家庭中确实有个哥哥，他成为“好人”，而他的妹妹成为“坏人”。我那时候接触到的就是后来被理解为家庭系统的部分，之后我多次看到这种特殊的现象。

通过充当侦探，我当时正在观察一种新的现象，我持续观察和倾听，希望找到某种与早期经历之间的联系。我把从这个家庭中收获的经验运用到我所有的病人中。后来，我与行为不良的、酗酒的、患精神疾病的、生理或心理残疾的人们开展了工作。我开始看到同样问题的不同表现。为了生存，人们会遵守某种带给他们阻碍的规则。孩子会通过撒谎来继续获得妈妈的爱；人们会在感觉到“不”的时候说“是”，或者相反。

在这期间，我接触到了大量有躯体化反应的人。通过这些人，我了解到身体、头脑和感受之间存在着强有力的联系。身体会调整自己，以适应头脑发出的最具毁灭性的指令。我开始发现身体表达了被言语否定、拒绝、忽视或压抑的内容。我在背部问题、胃肠功能紊乱、哮喘、皮疹、糖尿病、肺结核、强迫呕吐、尿床及其他疾病上都看到了这个定律。我也注意到身体反应是心理含义的象征。

在观察身体—头脑—感受现象的同时，我发展出了沟通姿态的相关理论，后来被大家按照字面上的理解称为“身体姿态”类型（讨好、指责、超理智和打岔）。这些姿态对正在发生的事情做出了生动的诠释。当我把人们归于某种特定的姿态，我发现他们会变得对自己更具觉察力。我现在才明白，用夸张的雕塑方式表演出身体姿势会刺激其右脑的反应，使人们可以更安全地进入体验。他们在体验自己，而不仅仅是听到自己所说的话。这样的体验会使其觉察力得以提升。

现在有很多关于身体的心理治疗。我相信身体储存着一个人所有的经历，当用姿势雕塑表达的时候，人们过去的经验就会回来，并创造了进行新解释的机会。

当我模糊地发现身体、头脑和感受组成了一个三角关系时，我开始看到，如果一个人的感受和语言不相符，身体就会用生病来反应，其后果就是生理紊乱，以此来适应情感或想法的失衡。

我注意到人们在彼此的交流中也表现出了这种差异。我还观察到言语沟通和非言语沟通之间的不同。我看到所有的非言语信息表达的都是现在；而言语的部分反映的可能是任何时候的内容：过去、现在或者未来。一般情况下，言语的部分反映的是“应该”，或是我们遵守的非人性的规则。这种差异表现在：

1. 禁止：人们感觉到了却不能说。

2. 压抑：人们感觉到了但是没有意识到，只是用另外一种形式投射出来。

3. 抑制：人们能够有意识地感觉到，但是一旦不符合规则，就会否定它的存在。

4. 否认：人们感觉到了却予以忽视，认为这不重要。

1955年1月的一天，我接到一个陌生男子的电话，他是卡尔曼·贾尔法什医生。他正在组织一个精神病学的创新性培训项目，也就是以芝加哥为基地的伊利诺伊州精神病研究院的前身。贾尔法什医生对病人和家庭成员之间的关系很感兴趣，他邀请我作为讲师之一，向住院医生讲解家庭功能失调。

截至当时，我已经和超过三百个家庭工作了四年。我一直忙于发现令我兴奋的观点和取得好的治疗效果，但因为要讲给别人，我不得不对自己所做的事情进行提炼和总结。在这个过程中，我所学到的内容在我的脑海里更加清晰。在教授给别人的过程中，我也对自己的想法有了更多的理解，并开始有意识地弥补我在理论上的欠缺。

在与精神病医生一起工作的经历中，他们的提问帮助我弥补了很多漏洞，并且澄清了模糊之处，于是新的可能性就此展开。当时所有培训都是针对住院病人的，既包括急性病人也包括慢性病人。

简单来说，我所做的就是利用家庭成员之间的互动来理解产生症状的原因和症状背后的意义，以及观察家庭成员怎样在无意识的情况下对彼此进行推测。

随着时间的推移，我发现有必要用整体的观点来理解过程。我发展出被称为“家庭生活事件编年史”的工具，忠实地记录当时发生的事情：

在什么时候、和谁一起、谁离开了、谁到来了，以及其他细节。它主要是基于事件和结果，排除了主观情感反应。我用时间框架来编写历史，这样就可以看到家庭成员的应对结果随时间变化的情况。

这个编年史从最老的祖父出生开始记录，接下来按照时间的顺序记录出现的事件（这样编写是因为我们是按时间顺序生活的）。一般来说，大部分案例和病史都只是记录了对情绪或者疾病有影响的负面事件。在我的编年史中，我希望能忠实记录当时的所有背景，以便观察目前情形的发展过程。这个工具后来成为另一个基本技术——“家庭重塑”的核心。家庭重塑现在是我治疗工具箱中的一个重要工具。

以前，我只是按照一个个单独的信息碎片来记录历史，例如“当我五岁的时候，发生在我生活中的几个事件”。我会在一个地方记下“1936年我的弟弟出生”；在另一个地方，则可能会记着“父亲在我小的时候失去工作”或者“母亲变得失望而且住院”。当我把所有这一切纳入特定的时间框架中，就变成了：“当我五岁的时候，发生了几件事。那是在1936年，母亲在我弟弟出生后住院了，但时间很短，而当时父亲也刚失去工作。”这样所展示的压力画面就清晰了许多。我还注意到症状会围绕一系列压力因素而发作。

所有这些事实会形成一个背景，帮助人们更好地理解症状。当我把事实纳入时间框架而不是孤立地看待它们时，家庭成员之间就会出现新的重要联系，代际间的模式也会变得清晰。这也帮助我更人性化、生活化地看待人们而不是把他们类别化。我在培训中都会要求大家制作家庭生活事件年表，这能帮助人们开始理解并感激家庭这个环境，人们在此生存、应对和挣扎，并对生活中的事件做出回应。

1956年的一天，我正在办公室里阅读一本专业期刊，被一篇名为

《精神分裂症理论探索》的文章吸引，作者是格雷戈里·贝特森、唐·杰克逊、简·海利及约翰·威克兰德。我记得，当看到还有其他治疗师的工作证明了我所一直探索的家庭治疗时，我感到非常兴奋。同时，我继续与芝加哥的专业同事保持着良好的关系，但是他们中的很多人后来承认我所做的事情对他们来说有些奇怪，而杰克逊和他的同事却如此明确地对我的工作给予了支持。

在那篇文章中，有些信息帮助我对我的工作和观察有了更好的理解，并且对产生效果的原因给出了一些线索。我开始整理提供给住院医生的书目，发现一个来自莫瑞·鲍文、鲍勃·帝辛格和沃伦·布雷迪的参考书目。他们都是医学博士，在做一个精神分裂症的研究项目，也会邀请整个家庭进入国家心理健康机构进行治疗。

我立即联系了鲍文博士，他亲切地邀请我去参观。他可能也和我一样感到孤单，因为在当时，与整个家庭工作的方法并不为人们所知晓。

当我见到鲍文博士后，我看到和听到的很多内容再次证明了我的很多观点，在这儿我获得了更多的支持。我继续了三年对住院医生的教学，然后在1958年，我由于私人的原因搬到了加利福尼亚。因为我的教师工作只是兼职，我还继续私人执业。我把私人执业当作一种实验，给我的教学加入更多的材料。接下来，我的生活出现了一个重要的转折点，还记得《精神分裂症理论探索》那篇文章吧，当我搬到加利福尼亚的圣弗朗西斯科海湾后，很自然地与在那附近的唐·杰克逊取得了联系。

他在门洛帕克市的美国退役军人管理局医院工作，他邀请我给他的团队分享我的发现，但我发现一开始就清楚地介绍我对家庭做的工作并不容易。那个团队由贝特森、威克兰德、海利、比尔·弗莱和一些成员组成。那天是1959年2月19日，唐邀请我来帕洛阿图市帮他同朱尔斯·里斯金博士一起开办一个机构。3月19日，也就是一个月之后，心智研究院成立了。它是一个开创性的机构，致力于研究家庭成员之间的关系，以及这些关系是如何给成员带来健康和疾病的。这个机构中的人们都认为家庭互动似乎有自己的系统。杰克逊和贝特森及他们的同事开始对一个家庭进行深入研究。这个家庭有一名“精神分裂症”患者。研究者把那个家庭系统中的规则提炼出来，并组织一个模拟家庭进行表演，制作成录音带，听起来很逼真。要知道，当你重复你的经历时你会发现新的真理。这真是一个科学的定律。朱尔斯、唐和我成功获得了可观的研究经费支持。

几个月后，我敏感地觉察到那项研究对我来说有些枯燥，我感到我需要发展一个培训项目，于是我把它作为接下来的工作重点。这个项目在1959年秋天成型并向学生开放。据我所知，这是家庭治疗领域第一正式的培训项目。实际上，这是建立在我在伊利诺伊州精神病研究院期间的经验基础上的。

我发展了一个三阶段的培训项目：开始阶段——六周时间，每周培训一个晚上；中间阶段——在五个月的时间里每个月培训两次；最后是强化阶段——持续一年，每周培训一天。开始的时候我与十二个勇敢的灵魂一起，他们都有不同的训练背景：心理学、社工及精神病学。（在那些日子里，家庭治疗依然显得另类，只有真正的冒险家才敢尝试。）

1964年，在贝特森的建议下，我认识了艾伦·瓦兹和早川。他们分别是普通语义学的创始人和代表人物，我通过他们了解了东方思想。这种联系引导我发现了依沙兰，一个在加利福尼亚州大瑟尔的成长中心。这里对我的专业思想有着深远的影响。在这里我学习了感觉觉察、格式塔治疗、交互分析、改变意识状态，以及叫作“触摸感觉”的体验、会心团体、身体治疗和其他非主流的治疗模式。我再次发现了一个人如何看待事物与如何解释所看到的事物之间的关系决定了个体所采取的行动。

我经常要求我的学生针对下面的问题发表他们的观点：（1）成长是如何发生的；（2）成长是如何变得扭曲和压抑的；（3）正常的成长如何恢复或建立起来。第一个问题谈的是关于健康的发展；第二个是关于症状的发展；而第三个是所谓的“治疗”。

我发现，大多数主流的专业培训都以病理学为中心，健康的部分只是一个可能的分支。现在，我把帮助来访者努力达到健康状态作为中心，而症状只是一个障碍或者健康路上的绊脚石。在我的临床培训中，我学到的是关注对“不健康”的治疗，也就是说如果操作恰当，治疗会让症状消失。这里面有个潜在的假设，就是不健康的症状消失等同于健康。我发现这个假设与“拨开女性脸上的头发就会出现美丽面孔”的比喻相比，差不多可笑。

在依沙兰，我接触到情感领域的概念，夏洛·赛尔夫是这个研究领域的主要导师。这个领域需要处理感受，大多数情况下，我工作的重点是处理感受的功能紊乱，但是他们会用一种不同的方式来考虑这个问题。

我开始理解看、听和触摸都是人们自己的主观体验，并不会受到客观对象的限制。看、听和触摸的体验——反过来与感受、思考和活动有关——组成了生活的基础。我发现当一个人特别关注他（她）所看的内容时，这种看的体验非常有局限性。例如，一个人可能没有注意到闻和品尝食物，只是把食物吃下去——这可能是人们进食过量的原因。还有我发现人们可能听到节奏或歌词，而并没有体验到音乐。我开始明白如何帮助人们扩展他们对感觉反应的觉察，并体察自我价值提升的感觉。

过了好长时间，我把一些概念进行了整合——右脑是我们感受自我的核心，与感觉体验相连，幸福直接与生命力相连，因此直接与自尊的发展相连。

我的理论核心就是自尊。我现在明确地发现，如果没有与感觉体验的直接联结，就不会有感受层面的改变；相应地，也不会带来自尊的改变，因此也不会在行为上产生真正稳定的改变。

当然，这与我们实际看到的每个人的情况还有很大的差距，就好像我在早期临床工作中接受的培训中有大量的病理学知识一样复杂。基于这点考虑，我倾向于透过整体模式来看待人们。因为我们生来都很弱小，所有围绕我们的、涉及我们的、投向我们的关系组成了我们有关自己的概念，我们自我概念的发展是系统的结果。

从1959年开始，我被邀请在加利福尼亚不同的医院里指导和教授家庭治疗，我还受到了加利福尼亚青少年和家庭服务机构的邀请，周边的精神医院也来邀请我前往讲学。邀请我的组织的范围不断扩大，后来扩展至军队、退伍老兵机构及其他组织。我陆续接到来自十四个国家的邀请，而且还在继续。1964年，我出版了《联合家庭治疗》一书。

我在不断地应用我随时更新的眼镜来观察我的体验，我感到非常幸运的是我能在面对新事物时及时更换我的眼镜。正是这种能力，让我看到成长是一种不断分类、添加及放弃不再适合的部分的过程。

我觉得我仿佛正在看一个巨大的洋葱被一层层剥下。我意识到在我的有生之年不可能见证所有的洋葱层。我发现自己在不断地适应，我准备好加入适合的部分，并放弃那些不再适合的部分。

我在被迫或自愿地去理解生活的本质：是什么妨碍了生活，该如何转化；什么过程能使之运转和改变；什么因素能给其滋养，以及什么因素使之耗竭和毁灭。最初我把治疗看作一种过程，在这个过程中，我们逐步明确是什么毁了生活，然后找到方法来修复。现在我把治疗看作一个教育人们成为更全面的人的过程。我把我的能量和关注点放在可以给现在加点什么上。简言之，我发现当一个人给他的生活加入了所需的原料，那么他就不再需要消亡，也不需要出现症状。我把这称为转化与衰退。

我也会关注到受伤的部分，但是重点在怎样发展健康，而不是忙于处理出现问题的部分。我原本被训练成为一位人类病理学者，现在的工作却是一名“健康发展家”。使用病理学的信息知识帮助我识别问题的所在，这多少类似于司机或飞行员使用车上或飞机上的红色指示器的过程，它只是提醒我有些事情需要关注。

很多问题会自己展现出来：在人们生存的环境中，毁灭是否不可避免？是否有先驱能提升人们的能量？重建健康的最好方式是什么？

最开始，我是与个人工作，然后扩展到两个人（夫妻二人），最后是整个家庭。现在我和多个家庭工作，同时也和世界各地的团体工作。

我生活中的每次转折似乎都有新的机会出现，这些机会使我更深入地追寻人类生存的本质和生命的意义。探索改变的状态、灵性的层面和宇宙的联结似乎是我更深入理解生命本质的下一步。我们在这里学到的内容每天随着自己、亲密关系及社会生存经历的发展而发展。

运用

如果遵循我所提到的哲学观，家庭治疗就适用于每个人。我相信每位阅读本章的读者都会理解感受、想法和行动三元素缺一不可，并且需要在每个人的体验中融为一个整体。

家庭治疗首先是一种看待人的观点。每个人都是以家庭为起点的，因为他们当前的观点反映了他们早期在家庭中学习到的经验。

我的观点是，我们需要不断尝试着把成长路上不完整的部分完整化。当人们在生活中遇到严重的困难时，他们仍然试图去创造完整或者弥补过去。甚至在个体或夫妻治疗的案例中，这个观点依然适用。

既然我们有了“系统”的观念，就知道需要处理系统的所有部分。因此，我们治疗整个家庭。很早以前我们就已经明白，如果我们取出系统的一部分，而使它脱离其他的部分，那么最终就会导致那个被取出的部分背离原来的系统：其实是我们在制造排斥的现象。

此外，为了让所有家庭成员都出席，我们要能对所有人创立一个支持网络。大部分情况下，家庭中蕴含着资源，当资源得到修通和转化的时候，它们可以拯救这个家庭。但是在没有被转化的情况下，同样的资源带给家庭的则可能是伤害。

除非是非常特殊的情况，否则当我们抽出冒犯家庭的部分（被认定的病人）而不提及与它相关的部分（其他家庭成员），一般会使情况变得更糟。不久前我们还相信必须“切断”病人与家庭的联系，使他（她）不再冒犯家庭，让他“独自待着”，但现在我们知道这种做法的伤害有多大。

治疗师的背景会使其认为，当一个人被转介、自愿或非自愿来咨询时，他总是有过明显的伤害自己或他人的缺陷或行为。通常他们会使用如下名词来定义这些人：精神分裂症患者、抑郁、自杀、功能不良、犯罪、酗酒、药物滥用者、学习迟钝、贫穷和缺乏动机的人（领取公共救济金）、存在关系问题的人（儿童、婚姻或家庭危机），以及身体出现问题的人（哮喘、皮肤问题、后背和肠道问题，等等）。那个人可能来自一个正常的家庭、单亲家庭、混合家庭（继父母、其他养育者、养父母）、社区或社会家庭。

治疗师有很多方法与来访者或病人建立联结。最初的治疗单元可能是个体、夫妻两人、亲子两人、整个家庭或团体。他们可以被称为儿童、青少年、成人或者老人，不管如何描述都合适。作为治疗师，你将要面对的人都曾经是个孩子，通过学习获得了知识，不管他（她）是谁，有什么样的处境。不管遇到谁，我都会在一次治疗会谈的开始，使用我的技术去轻敲他（她）身上的健康部分，因为任何人都需要健康。这通常都有效果。

首先我会努力与他们建立真正的联结，并且展示我对自己和家庭每个成员价值的感受。这意味着我与每个人握手，对每个成员全然地关注，愿意去倾听，同时也被他们听到，去观察也被观察，去触摸也被触摸。这个过程为将要一起工作的人们创造了人性化接触的基调和氛围。

如果采用形象的说法，有时这也是事实，即我是把自己贡献出来做一个临时的陪伴，我常握住每个家庭成员的手，创造我们都可以参与并受益的学习环境。这会给他们带来希望和信任，希望和信任又会允许人们去冒险做不同的事、成为不同的人，并会给新的成长提供适宜的环境。

我相信，如果人们真正感受到被重视，他们便会更愿意充分展示自己。我尝试在开始的时候作为高级研究者，而最后能让所有人都成为自己生活的研究者。这种态度会把一贯的指责变成一个谜语，而我们需要成为最好的侦探，抑或生活的学生和实验者，才能解开这个谜。

对我而言，和一个家庭的工作就像编制一个新的挂毯：从使用过的毯子中抽出线，再加上新的线，舍弃不合时宜的线，然后与家庭一同创作一幅新的挂毯。

我经常会使用形象化、视觉化及隐喻的方法，我通过这些形象直接或者间接地使大家创造出新的形象。例如，我可能会另外编一个符合这个家庭环境的故事，但会有不同的结局；或者我会分享一个形象，并且找出是否有人有同样的印象。例如，我会说，“现在我感觉好像在一个装满虫子的管子里，还有人也有同感吗？”大多数情况下，一些家庭成员会有同感。

我会尽可能快地帮助家庭成员做出沟通模式的身体姿势，然后雕塑他们的动作。这就好比是设计旧挂毯。人们似乎发现这个方法威胁性小，还能很快地识别他们隐藏的情绪。在这个设计里，这些分享更像是陈述事实，而不是控诉他人。

我更愿意把家庭治疗当作一种体验，是表现真实生活的戏剧，好的剧院里有很多相关的技术。我鼓励人们去认识自己的面具，并在感到足够舒适的情况下去看看面具下面是什么，这样他们就可以扩展选择的范围。

我会使用真实的绳子来展示捆绑和拉扯，并示范可以有多少种不同的方式，以此来体验束缚。

在某种意义上，人们会呈现出恶劣的品质、指责、不能胜任和不恰当的样子，实际上这是在通过借口、合理化、投射、否认和忽视来保护自己。我会在这上面添加当前存在但是处于背景中的部分，比如他们希望有归属感，希望可以不被评判地感受和表达他们的感受，希望变得重要，渴望成长。我提醒他们已经取得成功，哪怕是很小的成功。这就扩展了他们的眼界，以使得背景突出成为前景。

治疗师无论采用何种模式，都需要提醒自己，你是被选来处理生活中的破损、丑陋和痛苦事件的人，有些情况确实让人“难以忍受”。

我们特别要认识到治疗师也是人，也可能在自己的生活中遇到和来访者同样的痛苦。对我来说，首先对自己承认这点是很有帮助的，然后我在合适的时候也对别人承认这点。这样我就可以更好地把我和我的痛苦与来访者区分开。我想对家庭治疗师来说，非常重要的是要明白很可能遇到这种情况，他们所有的想法、价值观和对家庭生活的假设都会在与别的家庭一起工作时受到检验。例如，我们会发现自己的偏见，“男人应该……”“女人应该……”“孩子应该……”，我们需要更具研究精神，而不是评判那些不符合我们观点的现象。我们需要去发现接下来会发生什么，发现人们怎样才能更喜欢自己，就会做得更好。

我发现在我们每个人心中都有一个智者，不管是谁，只要接近那个人，就可以得到我们需要的方向。挑战在于如何与我们的智者联结。小孩子的智者总是在面前，不需要刻意就能联结，特别是在四岁的时候。成人（包括治疗师）仔细地聆听和观察时，也可以受到这个智者的引导。幸运的是，成人还拥有他们四岁时候的自我，在适合的情境中，完全可以重新与那种智慧联结。

幽默是我们可以用来发展对自己和别人看法的机会。如果我们仔细观察人类的近况，我们经常可以在同一件事情中既看到悲剧也看到喜剧。今天看来是悲剧的，换个方式看，明天就可能变成喜剧。我记得一个妇女因为八岁的儿子还在咬手指而来找我，当我问她为什么对此关心，她的回答是当儿子二十一岁时，他会出席一个重要的社交场合，到那时还咬手指会让他自己尴尬。我假装用怀疑的语气说：“你是说，在今后十三年的时间里，他都不会改变！”我们两人都笑了。十六年后，这个妇女打电话来告诉我所有的事情都向好的方向转变了，她的儿子现在是一个成功的心理学家。

现在我想谈谈技术。对我来说，技术是我会及时使用的、通过干预使一些事情能得以发生的工具。我的资源篮中有上千个技术，而且我每天还在创造更多。许多技术受到了别人的启发，如系统理论、人际沟通、精神分析、格式塔理论、交互影响理论、身体治疗、生活姿势整合、普通语义学、大脑研究、生物反馈、超个人主义，以及很多新时代的埋论家和从业者。这些人中的大多数都是我的同龄人，我们都是当时正在形成的重新关注人类的潮流的一部分。

在写完这些后，我注意到我很难概括地说出家庭治疗或其他任何治疗过程的固定步骤。家庭治疗师使用自己的自信、生活经验及专业的技术和知识工作。他们的一部分自信与对待自己及他人生活的态度相关，他们承诺使用自己来帮助别人，这会让被帮助者发现自己身上也具备同样的能力。

我知道我会被自己观察的内容和方式、理解的角度、拥有的知识经验，以及使用这些去帮助别人的方式所影响，如果我夸大任何部分，我就夸大了我的作用。我很早以前就明白，我所看到的、了解的或者使用的一切不代表可以被看到、理解或使用的全部可能。如果我能开启新的可能性，就能从每天的生活中改变，并且能成功摆脱已经习惯化的观念，因为习惯会限制我对所帮助的人们的作用。如果我太关注我的习惯，就会看不到别人。

咨询实录

下面的例子是从一次四百人培训时所演示的家庭会谈中摘录出来的。这个家庭在这几天参加了讨论，因此，当我在这种特定的治疗性背景下会见这个家庭之前，他们已经有了很多改变。

家庭成员有三十四岁的母亲海伦、海伦六十五岁的母亲梅、海伦六十七岁的父亲比尔，以及海伦的两个孩子：十岁的玛丽和八岁的达雷尔。而海伦三十五岁的前夫罗素，则由一名观众扮演（为了保密，所有的名字都进行了修改）。

家中的病人是母亲海伦，她抑郁，和她的父母一起生活。之前她接受过几次个体治疗，后来那个治疗师把这个家庭转介给我。这是第一次大家一起出现。

在会谈开始时，我们坐成一个圈，我们六个人都有小型的麦克风。观众非常支持这次非常微妙的冒险旅程。

海伦大概是在十个月以前、与她前夫罗素离婚之后，就和两个孩子玛丽和达雷尔及她的父母比尔和梅一起生活。

通过会谈前建立的联结，我与所有的家庭成员都建立了良好的关系，包括海伦的父母。海伦在前一天早上告诉我，尽管她的父母在现场，她还是怀疑他们的投入程度。在当天结束的时候，她惊喜地发现她的父母在会谈中非常活跃，而且似乎学到了很多。让她惊讶的是，她的父亲还发起了几次对之前已经结束的话题的讨论。

我喜欢这个家庭中的所有成员，我能感到我们之间的相互信任。他们对改变非常有兴趣，而且展示了他们对改变的希望。

萨提亚：好的……好。我不知道你的声音是否能听到，我希望能。现在你来到这个新的环境，海伦，你希望来这儿会发生什么?

海伦：嗯……我头脑中出现的词汇是……重新排列。

萨提亚：重新排列……把一些事情整理好？

海伦：嗯。

萨提亚：你希望它按以前的样子排列好，或者希望有什么不同？

海伦：嗯……在过去的两年半时间里，自从我的婚姻到了尽头，嗯……很多东西都乱了，很多碎片，很多感受，很多观念的变化，很多感受……大部分都还好……而且我觉得我已经到了极限，开始新生或死期到了，我真的觉得是时候往前走了，而且我觉得这是一个机会去理顺和我最关心的人们之间的关系。

萨提亚：你对想理顺的事情有什么画面吗，海伦？

海伦：是的，有两个事……嗯……一个是我和我父母的关系，另一个是我和孩子们的关系。我希望……我听到一个词……“允许”，我猜就是这个……我希望达雷尔和玛丽能够得到允许，可以自由地提出任何问题，能非常自由地与我相处，自由地……提问关于我和他们父亲的离婚……而且能感觉到他们可以接近我，而我会给他们一个直接的回答，而且……我想……我很明白他们没有感到被允许。

萨提亚：你想要那样，所以……首先，对玛丽，因为你不能一次对两个人说话，所以何不转过来你的椅子，让你可以看着玛丽。她可能有也可能没有你想的那些问题，但是至少你可以开始告诉她你的希望。你能更进一步吗？很好。有时候最好能把鞋脱了。

海伦：玛丽，亲爱的，我希望你能感到向我提出任何问题都是自由的，你可以问关于爸爸的事，可以知道爸爸和妈妈离婚的事实，而且他不再会和我们待在一个屋子里了……而我愿意回答这些……我希望你能自由地提出任何你想知道的问题。

萨提亚：刚刚你和玛丽分享这些，关注她时你自己有什么感受？

海伦：嗯……我害怕会让她紧张。在一群人面前问的问题太多了，而且这不是她的新机会。

萨提亚：好的，现在把你的椅子转向我一分钟。我们在这里会做很多转椅子的工作。你有什么证据觉得玛丽会有问题而她没问过？

海伦：比起玛丽，我更关心达雷尔，可能是这样的。

萨提亚：好的，你是否愿意接下来把这个与达雷尔分享呢？转动你的椅子，让你的全部注意力都能关注到他……而且你可能希望离他更近，如果他也愿意的话，你可以在说话的时候握住他的手……双手握住……现在，有什么感受？你是否感到达雷尔正在向你伸出手？好的。所以，现在这个时候……让我们与这保持接触。或许你可以从达雷尔那儿知道他对这个邀请有什么感受。

海伦：不……你对谈论那些有什么感受，亲爱的？你在这里绝对可以说任何事情。（达雷尔点了下头表示“是的”）

达雷尔：我知道。

海伦：好的。

萨提亚：现在，你是否相信达雷尔？他说他知道自己可以提任何问题。

海伦：我想他相信了我说的话。我不知道他是否能感觉到他可以。

萨提亚：你的证据是什么？当你听到达雷尔说“是的，我可以”，而你不相信他可以时，你的证据是什么呢？他的眼神移开了。你在这个时候有什么感受？……我听到你想要你的孩子……在这个例子中是达雷尔，去说出他脑中的任何事情。你现在有什么感受，此时此刻对在这里的达雷尔？

海伦：我感到准备好了。

萨提亚：好的。

海伦：而且我觉得在这里有点缺乏私密性。

萨提亚：你的缺乏隐私，是否就意味着你觉得此刻有点过分注意自我？

海伦：是的。嗯。

萨提亚：好的。此刻你是否满意达雷尔听到你说话？

海伦：达雷尔……

萨提亚：达雷尔。

海伦：嗯……我不喜欢这么直接地问他。

萨提亚：好的，以你的想法为准。

海伦：事实上，我希望……（长时间的停顿）我希望能听到达雷尔此刻的感受。

萨提亚：为什么你不和他说。

海伦：达雷尔，亲爱的，我……我希望知道你现在的感受……如果你可以用一分钟，而且……

达雷尔：没什么……（长时间的停顿）

（这之前萨提亚得到的信息是，母亲还没有解决离婚的主题。）

萨提亚：那么你在哪里？海伦，我想问你，关于离婚，是否还有任何部分让你觉得无法与自己建立联结？

（这个努力是为母亲和儿子解决他们之间的主题提供更丰富的背景。）

海伦：是的。嗯。

萨提亚：好的。那个男人的名字是？

海伦：罗素。

萨提亚：罗素，好的。让我们从观众中选择一个人，扮演罗素坐在那儿。你可以把他选出来吗？

海伦：帮我选吧。

萨提亚：噢，你才是那个首先把他选出来的人，所以……（笑声）

海伦：我昨天也选了他，费得。

萨提亚：好的。如果你可以找到一把椅子，费得，然后只是过来坐在这个地毯的旁边，提醒我们你的存在。这对你来说怎样，你刚刚做了什么？海伦，你可以把椅子转向我一些。

海伦：那有点痛。

萨提亚：痛？

海伦：嗯。

萨提亚：你可以分享刚才发生了什么吗？

海伦：我已经想哭了。我没想到我会哭得这么快（哭）……当你说，“你选了他……”

萨提亚：当我说“你选择了他”时，发生了什么？

海伦：我记得这个弱点……然后……

萨提亚：弱点？

海伦：嗯……而且对爱的无知……

萨提亚：所以在你回忆起来的时候，你的内在发生了一些事情？

海伦：非常触动。

萨提亚：非常触动。嗯……那在你那里是否还存在？

海伦：对爱……的无知？

萨提亚：是的。

海伦：嗯，它在一个……是的，它在我这儿，而且我得说它在一个包袱里。我会像这样把它放起来。

萨提亚：你是否知道你和罗素分开是发生了什么吗？因为在几分钟前，我听到你对孩子们说“如果你问我，我会告诉你”，你知道吗？

海伦：我知道其中的一部分。

萨提亚：此刻你的想法是什么？

（非常长时间的停顿）

萨提亚：此刻你的感受怎样？

海伦：像站在一块跳水板上。

萨提亚：在一块跳水板的边缘？

海伦：嗯。它感觉不稳……但是准备好了。

萨提亚：好的……那准备就绪意味着什么？跳进什么里？跳进觉察到你和罗素之间发生的事情里？

海伦：跳入尽可能对此诚实里……对我……也对达雷尔和玛丽。

萨提亚：现在感觉如何？

海伦：肌肉收紧。

萨提亚：肌肉收紧……当你今天到这里，是否想做些什么？

海伦：是的。而且苏珊（一个治疗师）还给了我一个任务……就是处理照顾父亲的问题，那才是主要的事情……她没有对此说很多。

萨提亚：好的。那现在苏珊给我们一个任务……那是你的任务吗？或者你只是带着一些她的东西？

海伦：当苏珊和我在工作的时候，我想确实有些事情，而且我……而且我想……昨天我已经开始处理它了。

萨提亚：……是什么？

海伦：……确实是个安慰……我至少已经开始开放地谈了。

萨提亚：让我看看是否明白了什么。

海伦：嗯。

萨提亚：……那是关于你对罗素的想法，以及你和罗素之间发生了什么……

海伦：嗯。

萨提亚：你身上发生的一些片段让你学到要爱你的父亲，你要做些事情？或者去感受他对你的爱？像这些？

海伦：我想是的。

萨提亚：一分钟前，我伸出我的手，另一只手也伸向我。你看到了吗？

海伦：嗯……

萨提亚：你现在看到了吗？刚刚发生的事情，告诉我你的感受。

海伦：我想要另一只手。

萨提亚：好，我注意到我所做的所有事情就是伸出手去。你是否愿意现在转过去面对他？（海伦直接转向了爸爸比尔，坐在能接触到的距离。比尔欣然做出回应。）

（背景出现噪音）

萨提亚：这对你来说怎么样，就这一分钟，海伦？（停顿）……说一些话……

海伦：这就像……嗯……我要说再见……对小女孩……或者，嗯……很高兴能说再见。然后这感觉很好。

萨提亚：好……你可以更进一步吗？而我……听到你说，“爸爸，我想对‘成为你的小女儿’说再见”。你想和谁打招呼问好吗？我们能否直接进入下一步？

海伦：我想和“成为一个女人”打招呼……我并不肯定……

萨提亚：可能去……做……一个女人与别人平等相处，而他碰巧是你的父亲？

海伦：可以。

萨提亚：当你觉察到这些时有什么感受？现在可能是时候改变你看待父亲及他看待你的方式？觉得如何？

海伦：天哪……你真漂亮（小声耳语）……你真漂亮！这感觉真好！（海伦直接坐在比尔的面前看着他）我喜欢他的眼睛而且我肯定……

比尔：可能以前你都没有看过。（笑声）

萨提亚：当海伦说“你看起来真漂亮”时，你有什么感受？你的感受，比尔，当时？和她分享一下。告诉她。

比尔：很好。

萨提亚：现在你的感受，梅，看到你的丈夫和女儿间不同的联结？

梅：好极了。

萨提亚：想和他们每个人说吗？

梅：这让我觉得好极了。

萨提亚：告诉他们。海伦……以及……你现在有什么发现？

梅：我……注意到一个面纱被揭起，这对我来说相当震撼……我感到有种解脱的感觉，而且，嗯……

比尔：是否允许我提问题？

萨提亚：你可以做任何你想做的事。

比尔：你想要什么，宝贝？

海伦：……不再当小女孩。

比尔：你是说，嗯，我把你当作小女孩太久了？我没有允许你长大？

海伦：……或者我没有坚持……

比尔：嗯？

海伦：我没有坚持。我不知道，我也不在乎。我喜欢这一刻。

萨提亚：好的。

梅：我也是。

海伦：（大笑）……是时候……不，我是说……

萨提亚：继续，梅。

梅：好，我在说一年后，我们对她的爱……

萨提亚：直接对她说。

梅：……对她和她的生活，确实使我们都得参与……我们试着帮助她解决她的问题。

萨提亚：把这些对她说……我们确实试着帮助你……

梅：……去帮助你处理你的问题，尽我们所能……我们总是惦记你并为你祈祷。

海伦：我知道。我……而我现在感觉……达雷尔，你是否愿意加入我们？来……

萨提亚：我会看管他。

海伦：谢谢。我只是，那……嗯……我对我将要成为的样子总是感到更有力，更兴奋，也更快乐……而且我不想再被看作问题或……悲剧或悲哀。

萨提亚：你在对谁说话？

海伦：我的父母。

萨提亚：再想一下，问你自己实际上是和谁在说话？你不想成为一个悲剧……

海伦：对我，对我自己。

梅：好的，海伦，我想在最近……我是否可以说……最近六个月如果你想，你已经成长得更有力量了，而且我也感觉到了。而这对我也是个安慰。

海伦：你知道，我很高兴听到你这么说，因为昨天晚上我想到的一件事情，我们在你下午回来后谈论过，我感觉有一件事可能值得注意……我是不得不成为一个问题，或我不得不让厕所出问题或……（笑出来）……这就是为什么昨天你说回来的时候我感到深深的放松；另一件事情是你能够走入我的世界，而我确实有点害怕与你分享，因为担心这可能会导致我们的分离……所以我在用某种方式阻碍你解决事情……就像……希望成为一个家庭治疗师或者成为我的和平部队，而且……而且我想我确实极大地低估了你们……而且，嗯……

比尔：我们都没承认，是吧？

海伦：是的。（笑声）

梅：……那真是个惊喜……

萨提亚：你觉得怎样，比尔，对海伦刚才所说的话？你在这里现在觉得怎样？（治疗师轻触比尔腹部的中心）

比尔：噢……浑身有点发紧。不，我很开心……她能这样说……她能感到她变得更强大，这让我，嗯……

萨提亚：为什么不直接对她说。你说……

比尔：我感到你更强大了，尽管我还有点怀疑。在这之前我们还经常进行电话交谈，这总是让我迷惑……嗯，我说“我在想现在出了什么事情”。但是我们希望你永远不要忘了打电话，因为我们希望当你需要的时候我们一直在那里。

萨提亚：你能开始用“我”做主语吗？你说“我”，而梅也说“我”。你希望在那里……或者梅也那么希望，但是我们会让她自己说。

比尔：嘿，我该怎么说。（笑）

萨提亚：只是用“我”。

比尔：我不知道如何开始（笑）……不，我希望你长大……我期望你变得更强大，并且克服那些过去的障碍，嗯，而且嗯，嗯……

萨提亚：现在怎样，比尔？

比尔：不再发紧了。

萨提亚：此刻，就在此刻，你是否觉察到担心，或大或小，你对海伦的担心？

比尔：不。不。嗯，她昨天向我证明了她的能力，她的车坏了（海伦笑了）……她必须……

萨提亚：为什么你不告诉她？“你的车坏了”，我会听着。

比尔：你的车走不了了，而你立即修好了。你并没有崩溃。你甚至没有走过来对我说：“嘿，爸爸，我该怎么做？”你能照顾好自己，而我们还有过很多次这样的经历，这让我真的为你骄傲。

萨提亚：（对海伦说）对你来说，当时感觉怎样，现在呢？

海伦：我感觉到三件不同的事情。一个是开心，嗯……一个是愤怒……对……缺乏……我觉得，你难道没发现我之前也都能照顾自己？而且……

比尔：……不是那么乐观……

海伦：而且我在思考。当我感到愤怒时，然后我在思考……因为用到你太容易了，没有任何束缚。我用你比用我自己还要多。在过去两年半的时间里，我应该及时感觉到，因为，在，嗯，罗素离开后，我不能也不该回家，我不该去看你们。你可以来看我，但是我不该再回去，因为我知道……我必须长大。

比尔：是的，我明白，因为我首先说的事情是，“你要知道你在这里总是有个家的……你和你的孩子们……”

海伦：而我说不用。

比尔：是的。

海伦：啊哈。

比尔：我甚至提议送你去念研究生，如果你愿意的话。

海伦：而我说不……我可以做到……我会做到的……

比尔：……你会自己做。

海伦：是的。

萨提亚：（对梅）当你再次听到你的丈夫和女儿的话，你现在有什么感觉？

梅：我……嗯……觉得……嗯……海伦，你在去年就已经真正成长了，而……可能部分是我的错，因为……她是我的女儿……

萨提亚：那么，我们为什么不停下来一分钟，让我们看看你是否要对此负责。你说这是你的错，而我称之为负责。我做了小小的调整……

梅：那么，可能我太过于宝贝海伦了点……

萨提亚：你是说，你可能太过宝贝她了？

梅：呃，可能，是的，但是我还是感觉不是的。因为她自从……就不在家了。

萨提亚：直接对她说。

梅：……她和我们一起度过了很多年美好的时光，直到她去上大学并结婚，而且……而且……我现在觉得，海伦，你比结婚的时候更强大了。

海伦：我也这么觉得。

梅：那就是我的感受。

萨提亚：你现在对你可能犯了小错有什么感受？

梅：哦，我可能太宝贝她了。她打电话过来，而且，这些肯定是我会做的。你知道吗？

萨提亚：你做的事情就是宝贝她？

梅：不。

萨提亚：为什么你会做这做那？

梅：因为我爱她。

萨提亚：你做是因为你想为她做些事。

梅：是的，是的。而且我也有时间做，所以我就做了……为了你。

海伦：而我想说这感觉很好……长大的感觉同样很好。

梅：当然。

海伦：但是我觉得回家而且知道你会早晨煮咖啡，让我感觉很好。

（梅笑了）

萨提亚：你是否打算一直这样？当她来你家的时候，你还是会去煮咖啡？

梅：当然，我会给她煮咖啡。

萨提亚：你不想有时候也赖赖床不早起？

梅：我从不赖床。（笑声）

萨提亚：我没有问你是否做或不做……

比尔：我会每天早晨煮咖啡。（笑声）

萨提亚：你破坏了我的故事，比尔，再等一分钟。（笑声）

梅：是的。

萨提亚：那么你打算待在床上。

梅：不，我不会真的那样。

萨提亚：那么，你们两个人会起来煮咖啡吗？（笑声）

海伦：如果我在那儿，她会煮咖啡。如果他们两个在家，他煮咖啡。

梅：或者谁先起来谁煮咖啡，让我说。

海伦：但是要设法避开……他们两个都很狡猾。

梅：不，等等。

海伦：是的，就是。

萨提亚：当她来看你的时候，你是否能离开家，这可能会出现一到两次才能看到效果，不管是什么，那样的话，她可能有时候会自己煮咖啡？

梅：好，当然。

萨提亚：你会等着直到她不得不自己煮？

梅：不，不。我不这么认为。

海伦：我在她的家里煮咖啡。她只是……

萨提亚：你现在感觉如何，梅？

梅：我……我很高兴。

萨提亚：啊哈？

（背景中有人吹了个口哨）

萨提亚：好的，我们这儿还有一个小的对话，因为……（笑）……我们正在……好的，在这儿很好……你在做什么？

比尔：达雷尔？

萨提亚：我看你在制作一个玩偶。

（达雷尔在画画）

达雷尔：是的。

萨提亚：我想你可能是的。它看起来漂亮结实。我在想，你对这里你的祖父母和母亲之间的对话感觉如何？

达雷尔：我不知道。

萨提亚：这些对你来说看起来怎样？如果你明天去学校，要告诉别人这里发生的事情，你会怎么说呢？

达雷尔：（长时间的沉默）我不知道。

萨提亚：你的母亲谈到成长，你是否听到了？

达雷尔：啊哈。

萨提亚：而你的妈妈在……嗯，和她的父亲说话，你的祖父，讨论的是关于她如何……愿意长大，接下来她想到可能，嗯，她成长的速度有些缓慢，是因为你的祖父，她的父亲，没有给她机会。你听到了吗？好的。你是否注意到当你妈妈这样说的时候祖父是如何回应的？他很惊讶！因为他根本不知道他在妨碍她。你注意到了吗？哦，我注意到了。你注意到了吗？玛丽？你注意到了。我想你可能想过来加入一会儿。所以你可以坐得离我近一些，达雷尔，在这儿……只是离开那儿一会儿……很好。

梅：（玛丽轻声地说了一些什么——我不明白）有他们两个真是辛苦，一个达雷尔，一个玛丽。

萨提亚：是——的。那么对你来说现在怎样，玛丽？过来加入我们？（长时间沉默）你现在在哪儿，海伦？

海伦：担心达雷尔。

萨提亚：你在担心什么？

海伦：嗯……我在想他是不知道自己有什么感受还是……不想说出他的感受。

萨提亚：我可以和你分享我的看法吗？

海伦：啊哈。

萨提亚：你对是否可以长大担心了很长时间，而你其实可以按你的方式和父亲谈谈。

海伦：啊哈。

萨提亚：而我看到你在感受他对你的益处。你认为他有些想法，事实上他并没有这些想法。对不对？

海伦：是的，说得对。

萨提亚：现在我听到你的想法，我想到你也在与达雷尔做同样的事。你能理解我的说法吗？

海伦：好问题。（长时间沉默）

萨提亚：你对他躲着你有什么想法？

海伦：生气。

萨提亚：生气。他在对你生气？现在，让我们再深入一些……对此。如果你处于达雷尔的角色，觉得他为什么会对你生气？

海伦：我觉得他的愤怒和担心是……

萨提亚：嗯……

海伦：……我……在想我……做了什么事让他的父亲离开的。

萨提亚：那么你想达雷尔认为是你做了一些事才让他的父亲离开的。

海伦：这正是我所担心的。

萨提亚：好的。你是怎么知道他是这样想的？可能是真的，但是我还不知道。你是怎么知道的？

海伦：（长时间沉默）不再爱他……是涌到我嘴边的第一件事。

萨提亚：你认为达雷尔的想法是，如果我的妈妈爱我爸爸，我的爸爸就不会走。是不是这样？

海伦：是的。但是，听你说出来，让我觉得不像是真的。

萨提亚：好的。我只是复述你的话。

海伦：是的。我的……内在反应是哦，呃，让我继续吧。

萨提亚：你现在对达雷尔感觉如何？

海伦：此刻，我正在把对父亲的感受转化给……达雷尔，而那就是，这正是苏珊说的要特别照顾好爸爸的部分。而且我体会到昨天那种解脱的感觉，因为看到爸爸参与进来，做得很好而不用我牵线搭桥，这就是我觉得我要做和已经做的。

萨提亚：苏珊出现在会谈中。我们是否要把她邀请到舞台上？苏珊？

海伦：这对我并不是太重要。

萨提亚：好的。那么你从苏珊那里得到的一些内容现在也成为你自己的想法了吗？

海伦：是的。

萨提亚：那让我们继续。如果你不介意的话。

海伦：好的。

萨提亚：你是否意识到我还在给你一些信号？你可以自己处理事情……比你告诉父亲的还要多一些，你可以靠自己。

海伦：那是说……我不需要苏珊？

萨提亚：嗯，你可以需要她，但是此刻你从她那里取得你需要的部分，并自由使用。

海伦：是的，是的，我是。而且昨天我体会到解脱感，以及深深的放松就是我没有……当我们在这里分享任何在家中不会做，或者不会用和孩子们做游戏的感觉玩的活动，而且那正是，那是说，我的天哪，那是可以的。

萨提亚：我希望你看着达雷尔而且给他，在你头脑中给他同样的自由。你的感受如何？

海伦：（长时间沉默）就像是投降。

萨提亚：投降？我不知道是什么意思。

海伦：这就像是放松我的腹肌，嗯，他也可以按自己的方式生活，按他高兴的方式做出回应。而且，嗯，对我来说这意味着我一个人也是可以的，我就是，因为另一种方式是当他是我的延伸，而且我一直想让他表现出我希望被看成的某种样子。

萨提亚：好的。现在是时候了，罗素就坐在那边。现在，不用看，我希望你待在这儿。罗素就坐在那边。他是在这个家庭之外的人，是吗？

海伦：嗯，是的。

萨提亚：现在，达雷尔和玛丽是否可以有机会花时间，经历和罗素发生联系，就在这里？

海伦：……在这个舞台上……

萨提亚：在我们的生活中，那些孩子的机会是什么？

海伦：机会是……

萨提亚：他们现在能做吗？

海伦：如果他来镇子里，他们可以偶尔去看他，而且他们如果愿意，可以给他打电话或者谈话……尽管……（有人小声说话："妈妈，什么？""达雷尔……疼吗？""再等一会，亲爱的。""不。"）

萨提亚：等一下，玛丽这时提出一些请求。让我们花一分钟的时间看看这些请求意味着什么。你怎么看她对你的请求？海伦。

海伦：我想是在请求我不要谈到罗素。而且……

萨提亚：好的。她本来说的是什么？

海伦：关掉麦克风。

萨提亚：哦，好的，好的。我们可以回过头解释这个过程。

海伦：（笑）好的。

萨提亚：她在说摘下麦克风。你是否愿意那样做呢？

海伦：有点。

萨提亚：不全是？

海伦：不全是。

萨提亚：但是你摘下来了。

海伦：因为我想让你高兴。但是我想和玛丽谈谈这个，用几分钟。

萨提亚：好的，去吧。

海伦：玛丽，亲爱的，你能否把这个戴上，这样当你说话的时候我们就可以听到了？你不想这样做吗？好的。

萨提亚：现在你怎么办？

海伦：我不准备强迫我女儿戴上麦克风。

萨提亚：现在你有了别的想法，玛丽有了一些想法……

海伦：嗯。

萨提亚：……就在我们讨论罗素的时候……你可以和我们说说你对此的联想吗？

海伦：嗯，好的。那是说……嗯……我想谈这个她不舒服……她不想听到这样。特别是如果是特别真实的语态，如果我们按照我们过去的做法谈论事情，或者“哦，你的爸爸喜欢网球或他喜欢这个”，就没问题了。

萨提亚：现在我也有这样的感觉，而且我希望和你分享。我不知道是否适合，但是这种分离只是发生了的事实，它并没有真的有那么多含义。我有种强烈的感受，我肯定玛丽和达雷尔有些疑问等，因为我感到那些是……你在谈论孩子，但是你指的是自己。我说的这些是否有价值或者正确？

海伦：是的。

萨提亚：好的。让我们试试这个。那个嘀嗒声是什么？

海伦：是玛丽，亲爱的……

萨提亚：哦。

海伦：亲爱的，不要……

萨提亚：哦，没关系。

海伦：……不要……把那个放下……

萨提亚：……如果你不戴了，然后你就把它放下。你可以把这个给那边的那个男人或者你可以用在你自己身上，在你下次想戴的时候，我希望你转过你的椅子去看着罗素。

海伦：好……的……

萨提亚：好，他就在你的后面，你可以问他……他的感受（麦克风故障，有人试音，"喂喂喂"）

海伦：你对愤怒是什么感觉，我……等一下……我希望背过去坐在爸爸的身边……

比尔：好的，你希望我来问这个问题吗？

海伦：是的。

比尔：我觉得这很好。

萨提亚：好的，现在，我们这儿发生了一件有趣的事情……

（笑）

海伦：玛丽，你能不能站起来？

萨提亚：你是否想看到父亲的脸？

海伦：是的，我想。

萨提亚：好的。

比尔：我觉得可以。

萨提亚：你是否有什么不同意之处？

比尔：不，我没有不同意。

萨提亚：我的意思是，你是否反对我说的，当我说对罗素的愤怒？

比尔：是的，我想你是对的。

萨提亚：你是否想自己加上些什么？

比尔：好的，我想开枪打他。他在哪？然后再让我的良心上场。（笑）

萨提亚：你为什么生气？从你的角度？你可以告诉罗素你为什么生气吗？至少，部分（麦克风故障）……生气。（萨提亚邀请比尔直接看着罗素）

比尔：好的，因为我的女儿做出了很多牺牲才帮助你得到今天的位置。她放弃了太多，我放弃了太多，我的妻子也放弃了太多了。当你需要帮助的时候，我们总在那里，甚至好过你自己的父母。我记得当他们第一次搬到皮奥里亚，他们打电话……

萨提亚：嘿。当你第一次搬到……

比尔：当你第一次搬到皮奥里亚，你要我帮你卸卡车、大货车。我从来没有搬过如此多的书，从卡车搬到电梯，然后从电梯搬到公寓。但是我做了，这都是因为爱，出于你爱我的女儿。这就是为什么当你离开，扔下这儿的一切时，我会如此生气。你不仅伤害了我们，也伤害了你自己的父母。

萨提亚：你对父亲刚才所说的话有什么感受？

海伦：（长时间沉默）……我觉得愤怒非常明显而且是真的。我猜是的，我一直听到，一直等到的话是，“该死，罗素，在你离开后，我们写了三封信说如果这是上帝的旨意，我们接受而且我们爱你，我们永远像爱儿子一样爱你，而他从来没有回过一个字给他们，也没有用任何方式来承认他们的存在。”

萨提亚：好的。在你听到你的父亲表达他对罗素的愤怒时有什么感受？

海伦：嗯。我不觉得……我就像你想的一样绝望。

比尔：（笑）哪，嗯……

海伦：这不是说我就不生气，但是我只是不那么觉得，因为，因为我从我的婚姻中有所得。

比尔：那……那些只是一些事情，嗯，出现在我的脑海中。

海伦：我知道他们是有根据的，是真的，而我觉得听到他说出来很好。

萨提亚：你现在对你父亲有什么感受？

海伦：有一点……解脱……我不知道……解脱。你知道，我在想这些联想。我想到的是在这场冰暴中，因为这都发生在冰暴期。（笑）而，嗯，幸运的是，他打落了一个机器人H2D2的拳击吊袋，而我们把它打得屁滚尿流。而且我还记得这个。我有那种感觉。那是一种不用说出来的有趣的事情，我们都做了而且确实是……当时对的做法。

萨提亚：你现在有什么感受，梅？

梅：啊哈。好的，我想说……（低声耳语，然后笑了。）有人说“我打算离开”。

（更大的笑声）

梅：（对罗素说）我们平静下来，比尔和我，在你离开她后，我们在相当长的时间里处于冰暴中。她没有了光亮，什么都没了，没有了激情。但是你，罗素，待在温暖的公寓中，甚至没有来看孩子，照顾他们免受寒冷。直到海伦的一些朋友告诉你，你才知道你最好照顾孩子们以免他们冻坏。之后我们平静下来，而我给你写了一封信——我写了脑中许多不舒服的想法——但是这是一封温和的信，说的是我们在吃饭的时候想念你，而且当我们平静下来，我们会永远爱你。但是我没有从你那儿得到任何回音，一个都没有，从来没有，在这两年半的时间里都没有。我没有你的消息，而我爱你……像爱儿子一样爱你。而且我觉得我们应该得到一些安慰，从你那里。

萨提亚：（对扮演罗素的人说）我在想你是否可以说一些你的感受，在你听到你的岳父、岳母说的话，他们像你尊敬的父母一样，而且你的妻子也提到这点。我在想你是否可以用某种方式来分享你的感受。

罗素：我想对每个不同的信息做出回应。对海伦的回应，我真不太明白她在说什么。一部分的我被动、容易相处，而另一部分则有野心、骄傲自大，我必须做这做那，而且我不在乎。通过整个事情，通过部分事情，我觉得自己处于某种阴谋中。（孩子窃窃私语）

萨提亚：先等一会，因为玛丽和海伦发生了一些事情（孩子窃窃私语），你的话可能没有被听到。你从玛丽那儿听到了什么事情吗……

海伦：她想让我过去，而我在想是不是意味着她想去洗澡。

萨提亚：好的，你可以在这儿直接问她。

海伦：啊哈。你必须要去洗澡吗，亲爱的？你是不是累了想转一转？你想不想和玛塔走一会儿，就是发给你名片的那个人？你想不想和玛塔制作一个新名片？然后再回来？你想见她吗？她来了吗？……想和玛塔走走，拿着你的橘子，还有桌子上的一小瓶汽水？去和玛塔待一会儿吧，你想回来了再回来。

比尔：别动麦克风。

萨提亚：这对你来说怎样，你要留意到别的事情发生，你必须分出一半的精力对别的事情，一半的精力应付她？你现在回过头看，这对你来说怎么样？

海伦：很熟悉。

萨提亚：这很熟悉，这之前就知道了。体验如何，同时要在两个地方？

海伦：我不予理会，脱离所有这一切。

萨提亚：你对我停下来好让你听到更多发生的情况怎么看？

海伦：我觉得，我觉得放松，而且我还觉得，“哦，海伦你不知道吗？如果你像个完整的人，你就能自己处理？你真见鬼，还在趋向完整的路上。”

萨提亚：你在做你必须做或者不该做的事情。好吧，那就认为自己见鬼了？

海伦：那只是一闪念，但是，是的。

萨提亚：好的。那让我们检验一下，然后再回来，好吗？

海伦：啊哈。

萨提亚：我们可以处理好它的。

海伦：我很好。

萨提亚：现在，你回顾一下对这种感受的体验，现在知道可能你在那个时候必须为自己做一些事情，但是你没有……

海伦：嗯。

萨提亚：现在它实现了吗？

海伦：你干预了而且我感觉很自由，嗯，和她互动并且讨论一下会满足她的需要。

萨提亚：而你现在感觉如何？

海伦：很好！

萨提亚：好的。因为第一次我问你时，你的回答其实在责备自己。

海伦：嗯。

萨提亚：这没什么好或不好。我只是想让你更清楚地知道你当时处于何处。一个孤单的边缘，你觉得你必须总是为所有的人做所有的事，我推断。

海伦：嗯。

萨提亚：现在我第二次问你，当你澄清了一些信息后问你，你可以感受到，你能体验到你可以成长。记分板并不那么重要，是吗？

海伦：从现在开始做。

萨提亚：现在当你看到和罗素的距离，你有什么觉察，海伦？

海伦：（长时间的沉默）悲伤。

萨提亚：悲伤。好的。

（有些人低声说“没关系的”）

萨提亚：你可以对悲伤说一些话吗，亲爱的？

（低声说话）

海伦：我觉得……悲伤……哦……对它的美丽，而且，嗯，我在其中的责任……

萨提亚：是什么？

海伦：什么是什么？

萨提亚：责任是什么？

海伦：我觉得没有关注，不知道什么……是我该负责的……对该珍惜什么根本就缺乏意识……

萨提亚：你是不是有些后悔？

海伦：嗯……

萨提亚：你能否分享这些后悔而且无论什么……（麦克风故障）……喂。喂。当你从在这儿说完后，那样可能就解脱了。你能对后悔说些什么吗？

海伦：（长时间沉默）我后悔，嗯，没有看清楚他。（对角色扮演的罗素说）我后悔……没有足够好地爱你。

萨提亚：你是否真的认为他的离开是因为没有被爱，没有被重视？这是你的想法吗？

海伦：（长时间沉默）……这点在我头脑中也很挣扎……

萨提亚：好的。闭上眼睛，看看那个挣扎，告诉我发生了什么。

海伦：……一个声音在说，“你这个蠢女人，你疯了，他和你最好的朋友有外遇。你是混蛋吗？那就是他离开的原因。为什么你还这么说自己。嗯……他是一个非常自以为是而且极端自私的家伙，他是那种不喜欢整个家庭的人，而且是的，他爱孩子，当他们在他面前的时候会爱，但是其余的时间会完全忽视他们。”而另一个声音在说，“我不在乎这些因素，我在乎我的部分，我所做的事情，现在在乎的是理解爱的意义。相对我过去……我足够重视关系。”（麦克风故障）……我有（海伦闭上眼睛）好的。现在再次闭上眼睛，看看它是否有了些进步，谁赢了，哪边赢了？好的。现在，因为我看到它很强大，赢的一面说：“赌一把吧，海伦什么（笑）……嗯……”好的。和它待一会。对让你自己知道经历中的负面部分做何感受？

海伦：愤怒！

萨提亚：好的。现在看着他。对愤怒说些话。（海伦转向罗素）

海伦：我对你是如此被动感到愤怒！你该珍惜我们三个，你却从没有直接面对，而是闪到一边。嗯，这对我来说是个羞耻，而且难以置信……粗俗无礼、自私、令人厌恶……我生气你完全忽视我……

萨提亚：现在感觉如何？在你说了……

海伦：更愤怒，也更放松。

萨提亚：好的。还有哪些愤怒涌现出来？

海伦：我很生气，嗯，我总是……用一种不正确的方式感受你，我不断地做个问题解决者。家庭是一个很好的地方来学习爱与成长及给予，让我们谈谈这个方面的成长，以及我们该如何做，我们如何成长，而你的内心却坐在那里说，我想去打网球，我想去找别的女人……这，嗯，我对自己很愤怒，我没有意识到，一直用完全错误的方式处理。

萨提亚：你现在感觉如何，现在他已经在他的背景中，而你也有了自己的生活？

海伦：更生气，更能够生气。

萨提亚：现在你怎么看待你父亲对你对罗素愤怒的感受？

海伦：我想他希望做好准备，然后出发（模仿喇叭的声音）。去找到他，跳起来，一击，嘣，啪。

萨提亚：他在你的一边？

海伦：是的。

萨提亚：……告诉他，他是怎样一个可怕的家伙？

海伦：不。

萨提亚：你的感觉如何？

海伦：很大的解脱，像自由的坠落。也不完全相同，处于一个完全不同的空间，我从来没有去过的空间。

萨提亚：好的。我现在希望你，只是让你自己放松，我希望你现在去听听扮演的罗素有什么想说的。

罗素：我该重新开始，或者继续从刚才说起？

海伦：等一下。你也可以坐在地上，如果你想的话。

罗素：对海伦，你给我的信息让我不太明白。我觉得我有时候像一个人，有时候又像另一个人，而且我没有任何感受，我听到达雷尔……

（海伦和孩子说话）

萨提亚：比尔还是梅？

罗素：比尔。听起来像是很多爱的信息，但是我没有真的提取出爱。你知道，说话的语调及对待我的方式，就像我是，我觉得我是，不称职的人。听起来你对我所做的事情是在某种名义下，而我没有真正感觉到，感觉混在一起。听起来我还是缺乏情感，我想要从别人那儿得到全部，却毫无感激之情，心里除了自己没有装着任何人。而且，然后，这真的让我感到沮丧，我对此感觉很不好，但是我不能相信这是真的，因为我也有情感。尽管我没有把所有的事情做对，我仍然关心这些孩子。我在想，你知道，怎么会有人不爱他们呢？而且，梅，当你说话的时候，我体验到这所有的感受，当你告诉我你写的信的时候，我所有的感受就是罪恶。但是我没有任何回应。因为真的感到所有这一切都过去了，要知道，我已经有了别人。这就是我得到的信息。这就是我的感受。

萨提亚：你的内在现在有什么感受？

罗素：我感到特别紧张……像是……像是我就是我自己。

萨提亚：我想问你一些事，比尔。你有注意到这个罗素说的话也是你的感受吗？感受外在，感觉不在乎，让某人失望。你是否知道这些感受？在你的生活中是否有过类似的体验，是否体会过这些感受？

梅：你在问我还是他？

萨提亚：我在问比尔。

比尔：你是说像拒绝，和……

萨提亚：是的。

比尔：（长时间沉默）是的，但是此刻我不能再想任何事，任何特定的人。

萨提亚：但是在某种程度上很类似，我听到你说……我想知道当你听到罗素说话的时候内在有什么感受？

比尔：好的，我在想我是否，嗯，判断错了……他说的某些事情（海伦和孩子在低声交谈）……也许，我不知何故放大了这些感受。当时，我想那是，我们说的，因为我们的爱。（更多窃窃私语）我是那种愿意去帮助别人的人，而且不求回报。但是如果我可以从中得到一点爱，那就是很大的回报。

萨提亚：我的觉察，比尔，是你对罗素很深的失望。

比尔：哦，是的，我有。

萨提亚：我在想是否你可以和他分享，真正的很深的失望。

比尔：好的，我真的对你所做的事情非常失望。而且我明确说过，基督徒的教育教给我，你不能带着仇恨生活，必须给予爱，否则你就会腐烂，足以致病。

萨提亚：我听到你的某些别的内容，比尔。我听到你因为没有儿子而受到一些影响，而他看起来就是那个人。你可能不能直说出来，到那时我在想不就是你对罗素的感受吗？

比尔：是因为我没有儿子？那，我想最初是的，特别是当他们，嗯，搬到海地，当时他们在美国和平组织教书。他们，嗯，有爸爸妈妈支持。而且（笑）那时候，罗素还留着胡子。

萨提亚：坐近一些，罗素。

比尔：就像你这样的胡须，看，海伦曾经说过，“嘿，不要生气。”现在，胡须不会再影响我了。到那时，当我第一次见到罗素，第一件事，他认为我会勃然大怒。但是我说，“嘿，伙计，你看起来很棒，你真像，你知道，耶稣基督那张微笑的照片？”“就是你这个样子。”而他，他不知道该说什么。只好转身走了。他是一个可爱的家伙。

萨提亚：对他说“你”。

比尔：嗯？

萨提亚：对他说“你”。

比尔：你是一个可爱的家伙。我们在一起的时光很美好。我认为你对待爸爸妈妈的方式就像我们是一对年轻人，因为我们，哈，飞到圣托马斯，那儿却没有旅馆了，我们都说，那好，就让我们睡在沙滩上吧。而且，嗯，好像是你回来后，上完法学院，开始走得更高了。为什么，他开始变成另外一个人。而且，嗯，为什么我们做了那些事情，我不知道。可能今天的这次会谈可能带走一些这些事情。但是，嗯，我们避免谈到……但是……我真的从没有机会和你谈谈。我是说，当它发生的时候，你已经走了。我们可能在这里找到一些事情。那，嗯，海伦已经说了。但是此时，我已经……原谅你了。而且如果——我曾经对梅说过——如果你回来，我还会再次爱你，因为我想你是值得的。

萨提亚：你听到比尔的话有什么感受，罗素？

罗素：我听到你说可以原谅我，而且可以再次爱我。但是我真的担心我需要做什么，做多少才能换来这些原谅和再次的爱。

比尔：只要你回来。

罗素：那，我不知道。我觉得我过去做了那么多可怕的事情，我可能永远不适合再回来。

比尔：好的，爱不是这样的。我想你们都听过《新约·格林多前书》（Fist Corinthians）（译者注：新约中的内容，全名是《保罗达格林多人前书》，是保罗为格林多教会所写的书信。）第十三章："爱不是挂在嘴边，如果没有爱，说出来的只是如鸣的锣和钹一样没有意义。"爱是忘记，我一直试图像那样活着。我还存在很多问题。

罗素：比尔，刚才，我有很多的愤怒，以及很多的罪恶感。而现在我听到事情就可以像你刚才说的那样发生，而我不能相信现在。我只是不认为你可以如此迅速地原谅我。

比尔：那好，你将来要尝试。你必须要尝试。你看，这就是我的意思。

会谈继续。比尔既能表达他渴望从罗素那里得到的爱，也能表达出对罗素没有做到的愤怒。之后，他的愤怒转向了他的妻子。接下来，父亲与女儿结成了同盟。

重点转向了比尔和梅关系之中的痛苦，这让海伦能看到她是如何夹在父母之间的，他们坦诚地分享三个人之中的痛苦和愤怒。孩子们安静地离开，高兴地看到他们的妈妈和祖父母讨论过去的事情，从而使得海伦能保持独立。这个过程她曾经复制到与丈夫罗素的关系里，现在是孩子。沮丧似乎与她指责自己有关，显然这保护她不陷入对父母的愤怒和挫折中。这也是她未言明的渴望，她必须与父母亲近，而她还把这一切投射到孩子身上。

在会谈中，很明显海伦还没有转化她对原生家庭的联系。我的努力在于重新塑造这些联系，以便让海伦更自由地掌握自己和她的家庭，与父母形成更平等的关系。接下来，我发现这确实发生了。

海伦能够独立地安排与孩子的生活。罗素，她的前夫，开始参与进来，尽到做父亲的责任。海伦变得更像是父母的同伴，因此与他们建立了一种更人性、更成熟的关系。她的抑郁绝望完全消失了，她开始成为自己的主人。

评估

到现在，我已经看了近五千个不同身材、外形、国家、民族、收入水平、宗教信仰及政治信念的家庭。

我自己并没有对效果做过正式的研究，我把这个工作转交给了其他人。我总是能从我的学生及见过的家庭那里得到关于效果的反馈。我的反馈表明结果通常是有效的，而且似乎更好些。这不是说我就没有失误过。

但是当我失败的时候，我都能从经历中得到新的知识。我就是这样坚持下去的。

总结

人们总是对治疗师是如何成长为治疗师抱有浓厚的兴趣。在本章中，我把自己当作一个充满渴望的观察者，一个热爱人们的人。我把人们看成是奇迹，而他们的生活是如此神圣。我或多或少按照年代的顺序介绍了我自己成为一个家庭治疗师的历程。当然，我意识到没有哪一个部分是决定性的核心。每个部分都与其他的部分相互作用，共同形成了未来的可能性。

我与读者分享我是如何认识自己的，如何理解我的家庭和帮助别人探寻，以及我的生活线索是如何影响我的理论基础并转化为我的治疗方法和风格的。为了传达我对家庭治疗的理解，我决定写本章，而且基本上用编年的方式来记录我看待人与人发生联系的过程。我最初被训练成为老师，然后是一名精神病学的社工，最终作为一个异类，蹒跚跨入家庭治疗的领域，把家庭当作治疗单元。

我不断学习的成果就是及时发现家庭治疗的过程。在这个过程中，治疗师融合家庭力量来提升家庭成员的幸福感，我称之为过程模式。过程模式的核心包括把那些互动和处理转化为方法和程序应用到家庭中的每个人及家庭系统本身上，从以症状为基础转向关注幸福感。

我对过程模式的假设是，人们互相影响并走向成长。症状是一个信号，表明自由成长受到了系统规则的阻碍，这反过来限制了人们，难以创造性地利用背景中的其他资源。规则统治着家庭系统，它来自父母处理他们自尊的方式。这些规则反过来形成了孩子们成长和发展他们自尊的背景。在我看来，沟通和自我价值是家庭系统的基础。

既然所有的系统都是平衡的，那么问题是，系统中的每一个部分要为平衡付出怎样的代价。因此，任何症状都是成长受阻的信号，并与生存系统相连。这种生存的联结因个体和家庭的不同而有所不同，但是核心是一样的。治疗师在会谈一开始就要明确这个系统，使之能够被大家感觉到并理解。

我第二个假设是，所有人的内在都蕴含了他们需要的、可用来完善自己的所有资源。我的治疗过程就是帮助人们发掘他们完善自己的潜能，并学习如何使用这种能力。利用这些潜能就是在创造一个成长型的系统。为了轻叩这些潜能，我使用了八个水平的接近方法：（1）身体；（2）智力；（3）情感；（4）感觉；（5）互动；（6）环境；（7）营养；（8）灵性。

来访者的症状给了我一个起点，给我线索去拆开每个人心中扭曲、忽视、否认、拒绝、无营养及未开发部分形成的网络。因此，他们可以整合起来，更加有效、健康和愉快地应对生活。

第三个假设是系统中的每个人和每件事都是相互影响的。

我发展了一些方法来把所有相互影响的人纳入一次治疗会谈中，如果不能面对真人，也需要在精神上在场。那会出现多重刺激及多重效果，因此，不会出现互相指责。这是基本的人性系统概念。

我的第四个假设是，（1）治疗是一个过程，发生在积极的个人和为提升健康程度而实现积极转变的情境之间；（2）治疗师可以被认为是启发并教给家庭提升健康过程的引导者，但是他不能控制成员。我与家庭创造出的爱与信任的环境，是我帮助人们开发的工具——他们需要承担必要的风险并开始掌控自己。这个过程能促使每个家庭成员尽可能地形成一个整体。

为了说明过程模式，我摘录了一个家庭会谈的前半部分，用来展示我运用假设（人们确实有能力改变并且创造奇迹）的方式。

9

当我遇见一个人

引言

杰西·卡洛克

不仅在美国和加拿大，萨提亚在全世界都被公认为一名杰出的治疗师和导师。在我看来，本文是她对转化取向治疗观点提炼出的最好的一篇文章。我学习她的治疗模式将近三十年了，也阅读过她的所有作品，相信这篇文章会真正激发你的兴趣，去更多地了解萨提亚和她开创性的治疗方法及个人成长旅途。

《当我遇见一个人》最早出现在罗伯特·斯皮兹1975年编辑的《安适与喜悦的信息》（Tidings of Comfort and Joy）一书中。在文章中，萨提亚描绘了一幅与一个家庭会谈的叙事图。执笔写本文的时候，她对整个会谈的情况仍然记忆犹新。她讲述了自己在会谈进行中的内在历程，包括与这个家庭的第一次会谈，以及她认为改变过程中的重要部分。本文中的萨提亚正处在自己的最佳状态。她即兴展示了她和家庭工作的体验，并阐释了她对人的基本信念、对行为的敏锐观察，以及她透过人的外在看到的内在画面。她强调她相信瞬间的想象、思维、感受、感觉，以及对所有相关能量场的觉察。

对萨提亚而言，治疗过程是一个动态的对话过程，是人与人之间真实的交流，是治疗师整个人和来访者整个人相遇。每次会谈都是一次新的舞蹈，治疗师以最佳的状态激发来访者自我的发展，并帮助来访者学会用更有意义的方式完整地使用自我，学会和他人建立联结。对萨提亚来说，除非来访者发生某种转化或者内心开启了新的窗口，否则治疗过程是不完整的。她不仅寻求改变来访者的思维、感受和行为，更重要的是寻求转变来访者与其自我的基本关系。

萨提亚坚信，如果个体缺乏自我价值，改变是不可能发生的。在她提出自己的理论之前，她的一些观点遭受到很多批评，她也许是第一个将另行维度纳入治疗过程的心理治疗师。萨提亚始终坚信，不管每个人的问题是什么，他们的本质或生命力仍然是完美的。她的工作始终如一地表明，当生命力是在充满关爱和接纳的环境中被联结、涵养和成长时，就会绽放出美丽的花朵。与来访者自我价值联结并进入他们的渴望层次是萨提亚工作的核心主题，这种观念反复出现。在本文中她展示了自己是如何透过表面进入到隐藏在深层的生命力量，并以此来评估来访者的变化的。

本文主要关注的是与生命力的联结，以及萨提亚敏锐的自我觉察和利用所有感官获取信息的能力。本文概括介绍了所有可以作为动态改变工具的资源——包括来访者的自我、他人的自我和更高水平的自我。在每次咨询中，萨提亚都像灯塔一样为来访者指明方向。我相信这篇文章一样能够为你开启新的方向。

人们总是问我，我是如何观察他人及当我观察这个人时关注的是什么。很多时候，我想人们是想知道我对人所秉持的信念。我将试着回答这个问题，以便让人们更加理解我和他人一起工作时所做的事情。我会采用即兴的方式，把那些出现在我头脑中的有关我如何工作的想法整合起来。我很清楚地知道，不可能把所有关于我感受的方式和所做的事情一一呈现，但在此刻，我会把我所知道的最好的部分与你们分享。

我希望从当我运用自己去帮助别人时我内在发生的变化开始谈起。首先，一个人和他的家庭（我总是以家庭为背景来思考问题）来见我，往往是因为他们怀着某种痛苦或者有特别想解决的问题。在某种程度上，他们自己已经知道（或是已经被人提醒过）“我们对此已经无能为力了，所以我们是在寻找某种更好的应对方式”。一般人们并不直接这样表达，有时候，他们只是说，“我受伤了”或“有人做错了”。我会把这视为他们在寻求新的能力，以便更好地应对生活，拥有更多的快乐和愉悦，减少痛苦，并让生活变得更丰富。

我把所有人都看作自己生命力的展现，只是表现的形式不同而已。当人们有某种需要或者问题时，他们展现自己的方式（即看、听和说的方式）可能非常丑陋，也可能非常优雅，或者非常痛苦。在所有这些表现之下，我总会看到一个活生生的生命。我觉得，如果从过去到现在，他们真实地生活过，就可能学会用不同的方式展示自己。所以当我遇到每个生命个体时，我都会在心中试图透过个体的外在表现去理解他（她）的内在部分，也就是他（她）自我的一部分，我称之为自我价值或自尊，并赋予它一个亲切的名字——“罐子”。这个“罐子”在不断寻找某些方式展现自己。我观察一个人时始终关注这点。而对那个人来说，他（她）的内在会有一些自己从未触及过的部分，有时不但没有触及过，甚至不知道自己这部分的存在。但我知道它就在那里。我对此是确信无疑的。我从不问别人是否拥有内在的生命能量，只是问他们如何去触碰它。

昨天我会见了一个家庭，现在我对当时的场景还记忆犹新。我将尽我所能地描述那个家庭和我之间发生的事情。我会说明我对自己内在历程的理解，以及我如何运用这种理解来触及家庭中每个成员的自我价值。这个家庭包括一对夫妻和五个孩子，最大的孩子十八岁，最小的五岁。他们显然出现了一些问题，否则不会来寻求治疗。

开始时，我不会过于关注某个特定的问题，而是试着理解和获悉这个家庭里的每个人如何生活，如何与自己和他人相处。对我来说，其实一直都存在两种生活——我和自己及我和重要他人的生活。当我会见这个家庭时，我并不知道我将要找寻什么。我不知道这些特别的家庭成员会如何展现自己。我只是知道他们受伤了，但是他们的内在是可以被碰触和改善，并获得成长的。

我做的第一件事是会见每个家庭成员。有时我会非常明显地意识到人们很少把自己看作有价值的人。我发现，除非人们意识到自己是有价值的，否则他们无法发生任何改变。而作为治疗师，我就成为他们的第一个工具，帮助他们去体会自身的价值感。我和这个家庭的会面就是这样开始的。首先我和这个家庭的丈夫，也即父亲握手，接下来与家庭的其他成员握手。

我想简单说说我这样做的感受。首先——你可能要沿着我的思路来想——假定你是我刚刚遇到的某个人，你和一群人在一起，也许是你的家庭成员。我站在你的面前，把手伸向你。当我伸手时你也把手伸向我，我感受到一种联结。在那一刻，我正在看着你，我感受到你皮肤的触感和我皮肤的触感；在那一刻，在这个世界上除了你和我没有其他人；那一刻我会全身心关注你。你可以感受到，我正在与你整个人联结，我觉得我把自己完全交给你，同时我也在微笑，我的微笑在向你和你的生命“问好”，因为你的生命就是所有生命的代表。这种体验使我有可能感觉到，我和另一种生命形式——另一种生命的展现——你的生命建立了联结。我认为生命的展现是所有人格形成的基础。

当我与你家庭中的每个成员这样做的时候，我内心也觉察到，我喜欢这种完全的联结，在某种程度上也是对我的肯定。我就是一个鲜活的生命，与另外一个鲜活的生命建立联结。它像平台或基地，我将从这里出发。这就是我的治疗为什么不以谈论问题为开始，而是先与每个成员在人性的水平形成基本的联结。当然，人们来这里就是为了寻求帮助，但他们并不知道需要具体什么样的帮助，否则他们可以自己完成而不必来找我。他们自己已经毫无办法，所以需要他人的帮助，但也许他们所觉察到的就是他们处在痛苦之中。

当我与他们第一次接触时，我用心倾听他们对我的回应。几分钟后，我将用心倾听他们彼此之间的回应。我开始了解他们做的事情，以及他们如何应用从出生到现在所学习的经验。你们中的一些人可能熟悉我为了帮助人们快速进入内在而采用的身体姿态，这是人们彼此沟通的方式。我已经把这些应对方式归类为讨好、指责、超理智、打岔和一致五种方式。在治疗刚开始的时候，我认为家庭成员不会表现出很多一致性的回应，因为一致性回应方式的缺乏，也许就是他们采用现在应对方式的原因之一。但我也要强调一个事实，我认为在我面前的人会根据他们所掌握的经验尽其所能做到最好，我相信他们所掌握的经验代表着他们所知道的最好的生存方式。你们中的一些读者可能意识到，我已经将他们不同的应对方式转换成身体姿势。在见到我面前的人的片刻，我就在内心描绘着他（她）的图画，并转换为代表他们沟通方式的身体姿势。

例如，在我昨天会面的家庭中，我发现丈夫采用的是超理智的应对方式。那意味着，在我头脑的画面中，他站得笔直，很少活动，讲话方式相当单调；我看到妻子以讨好的姿势跪在他面前，但同时，在她背后，有一个指责的手指指向丈夫；我看到大女儿采用超理智的方式，像她父亲一样站着，不看父母任何一方，却伸出一个手指指向爸爸；我看到第二个女儿故意公开地指着妈妈；接下来的是男孩，我看到他与妈妈站得很近并讨好妈妈；我看到第四个孩子表现出打岔的行为，到处移动，不能对任何人集中注意力；我也看到最小的孩子，一个五岁的女孩，也采用打岔的应对方式。当我的头脑中出现这些画面时，重要的是我仍然尊重他们，因为这代表着他们拥有的最好的应对方式。他们的讨好、指责、超理智和打岔的沟通方式已经形成了一个系统，这意味着家庭中没有人能够真正接近其他人的内心。他们可能彼此误解，只关注他人所扮演的角色而不是人本身。所以我所努力的方向就是，帮助他们变得更真实。我凝视着这个家庭，内心感受到他们对我的接触性回应。完全的接触携带着关爱的信息——在个人深层感受中的关爱，我认为这种接触是发生改变的重要基础。这种带有关爱的接触会带来信任，在治疗中人们必须拥有高度的信任。如果家庭成员没有觉得我是值得信任的，那么我认为自己不可能使他们发生任何改变。

我记得，昨天我进入房间时，家庭成员散坐在椅子上，看起来非常像步枪射击范围内的靶子，在他们前面放着一张桌子。当我看到这些时，我觉得在这样的背景下会谈是很困难的。我非常强烈地感受到，大家坐的位置（分散或挨在一起）和坐的方式对于会谈是很重要的。我需要把位置安排得让我工作起来舒服，也就是我需要可以看到每一个人。我与每个人都保持在一臂距离内。此外，必须有足够的空间让我和其他人移动。空间非常必要，因为有些时候我要让家庭成员成对互动，或者我要做雕塑或其他需要空间的活动。有时我会安排桌子或其他障碍物让大家不能随意活动。例如昨天，我把桌子移开，让我和家庭的每个成员之间只有一小步的距离。

五岁的孩子在我的右侧，在某一时间我注意到她向后移动了一点。这一刻我感觉到她在家中被认为是麻烦制造者，所以她宁愿待在外边。我悄悄地把手放在她的后背。她的后背漂亮、圆润，我感觉到她对于我的触摸的喜悦。我认为她觉得这是我鼓励她成为家庭中的一员。整个会谈中会有很多这样的接触。

一个人可以采用任何的触摸方式。在培训治疗师时，我告诉他们在手指上发展“眼睛和耳朵”的功能是重要的。家庭中的成员每时每刻都在触摸，比如拍、推、挤、抱，等等。我确信你们所有人都知道不同的触摸有着不同的含义，所以这不仅仅是触摸，而是在传递一种信息。

在前面我提到要建立信任。充满信任的气氛意味着人们必须能够开始谈论被我称为不能说出的事情。那些事情更接近他们的内心，让他们担忧、害怕，也让他们期待。我不知道讲得是否足够充分。对我来说，人们真正说出以前不能说的事情的过程，比他们说什么更重要。有时候人们需要花一点时间才能感觉到不管他们说什么，他人都能够用心倾听和理解，而不必被某种体系来审查所说的话的正确性。除非人们可以讲出所发生的任何事情，否则我不知道有任何方式可以帮助人们进入自己的内心。你们很多人肯定知道，在这个社会这样的情况是很少的。但是，为了创建能够产生改变的氛围和工作方式，对我而言，不会有人因为讲了什么话受到处罚，至少在我这里不会。相反，我必须注意某些人说的任何话，并随时关注那一刻他（她）在哪里。他（她）说的话必须被他（她）自己和其他每个人都理解。这意味着治疗师必须要进行大量的澄清，以便家庭能够理解每个成员真正想说什么。

随着昨天会谈的继续进行，我对家庭中的每个成员都问了一个问题："来到这里你希望发生些什么？"我猜想治疗师通常可能会问："你有什么问题？"我感兴趣的是找到人们被卡住的地方，但我也感觉到我询问的方式和内容有助于人们更多地关注自己。会谈需要经过一段时间才能减弱家庭消极的"气氛"，消极的氛围就是他们会说"嗯，如果他（她）表现得好，我就会表现得好"，或诸如此类的话语。

我用这样的问题开始了与大女儿的交流。其实当时我不知道我为什么这么做，只是似乎那是合适的方式。她说，希望家庭"不再有如此多的对抗"。我接着问她的妹妹，她给出同样的回答。随后，我问其他家庭成员是否注意到存在很多对抗。每个人都承认这一点。于是，我脑海中浮现的图画就是两个年龄较大的女儿在互相对抗，似乎她们成为家庭问题的焦点。大家的理由是如果这两个女孩不对抗，那么家庭将会变得更和睦。其实更根本的问题是，家庭成员如何悦纳她们对愤怒的表达。当我问父亲与其他人同样的问题时，他回答说需要教给家庭成员他们原来不懂的事情。

因为我喜欢尽可能快地绘制一幅"活"的画面，所以我自然在那时候要求两个年龄大的女孩站起来用指头相互指着，以便我看清楚发生这种情况时家庭其他成员会做什么。我发现让她们摆出身体姿势后，对理解她们的言谈会更有帮助。我称其为雕塑或摆姿势。我看到，当我让那两个女孩互相指着对方时，她们很不情愿这样做。尽管她们谈论了彼此是如何对抗的，但实际上让她们摆出动作会让情况更真实。不过，这时她们看起来显得有些不安。

我努力做的重要事情之一是，帮助人们变得自由（我说的"自由"是指拥有选择的自由）。我鼓励人们突破禁忌开始这样的游戏，同时用新的观点看待他们的行为。由于两个女孩有些不安，我站在显得更不安的那个女孩后边给她支持。我靠近她的后背，扶着她的胳膊伸向指的方向。然后我对另一个女孩做了同样的事情。我的第一步实质上是为了打破家庭成员不应该愤怒的潜规则。然而，这样的姿势会引出冲突发生时其他家庭成员的行为反应，家庭中的每个成员以前都看到过两个女孩站着互相指责对方。我接下来问父亲："出现这种情况时你会做什么？"他说他会试图告诉女儿们停止互相指责，但是没有任何效果。我让他向两个女儿伸出指头，当看到没有效果时就让他放下指头坐下。这时，其中一位女儿对妈妈说"来点更激烈的"，于是我让妈妈进来用指头指着。我问其他孩子这时他们会做什么，他们说他们试图待在冲突之外。最大的男孩此刻走到妈妈的旁边，他像一个助理爸爸，试图帮助妈妈解决两个女孩间的冲突。

这种雕塑的价值在于使发生的事件外在化，同时也把当前的画面带入（但不是认可）现实生活。当然，这幅画面不是为了展示人们是如何糟糕，而是帮助他们了解所发生的事情。画面中常常会有一些幽默，我记得大女儿伸出指头的那一刻，她的手有点摇晃，于是我扶着她的手让她确信手上真的有一把手枪。像这样有趣的动作会有助于抵消其对自我价值的负面影响，并提升人们的观察和理解能力。对我来说，重要的是将个体、个体的价值及个体如何使用自己区分开来。我帮助人们了解他们使用自己的方式，以及他们可以如何以不同的方式使用自己。我会通过采用提升他们自我价值感的方式实现这一目的。

人们常常问我在一次会谈后是否觉得筋疲力尽，我的回答是"不"。如果我不断问自己这种类型的问题，如"我做得对吗？人们会爱我吗？我会采用哪种治疗方法？"那我将变得筋疲力尽。如果我开始那样做（我称其为把自己装入罐中），那么我会在治疗的系统和过程中迷路，并陷入我自己的故事而不是家庭的故事中。

这个问题让我联想到我在会谈中的角色。我认为自己是会谈过程的向导，而不是来访者的领导。在会谈开始前我会核查我和他们做的每件工作。我是一个强有力的向导，这是因为我了解会谈的所有过程。我想帮助人们成为他们自己决策的制定者。在他们能够做到这一点之前，他们需要能够自由地冒险。检查他们是否愿意去尝试新的事情是会谈过程中很重要的一项工作，这种检查也提醒他们体验冒险的感觉。如果我提供你某件东西，我需要告诉你关于它的情况，需要给你展示，我也需要询问我提供的东西是否对你有价值。因为，如果我给你介绍一些新的东西，然后很快就问你是否愿意去做，但是你对此还没有理解和信任，也没有产生冒险的愿望，那么你是不会觉得这是一个机会的。

人们常常对我说，“啊，如果你做的事情没有效果你会怎么样呢”？我回答说，“那是经常有的”。这就如同在生活中你尝试着做某些事情却没有效果。这时，你是可以选择对待自己的方式，你可以因为失败责骂自己，也可以将此作为生活的经验并从中学习，这就是我的观点。昨天的会谈没有意外发生，似乎整个会谈过程都很顺畅。作为一名治疗师，我主要是觉察会谈过程中发生的事情并让它顺畅地进行，而不是不断地对会谈过程进行正确或错误的评判。

接下来我想告诉大家的是，当我和一个家庭会谈时，我并不是帮他们解决一个具体的问题，如“他们应该离婚吗？他们应该生宝宝吗？”我是帮助人们发现一种不同的应对过程。我不认为自己足够聪明地知道一个人最适合做的事情是什么，如“妻子应该让婆婆离开吗？她需要婆婆离开吗？如果婆婆没有离开，妻子应该离开丈夫吗？”这种问题不是我应该回答的。我的任务是帮助每个人学会自己应对问题，以便他（她）能够决定去做对自己有益的事情。

在昨天的会谈中，第二个女儿会偶尔提到自杀。她和母亲之间的对话充满怨恨。我没有过多关注她们之间的怨恨，相反，我感受到这两个人在内心非常渴望建立联结，但在她们中间存在各种障碍。我先前就了解到妈妈认为女儿身上存在着和她过去一样的问题，为此她很难过。显然，妈妈试图通过解决女儿的问题来解决自己的问题。因此，这就是两人不能待在一起的原因。

我让她们两人彼此向对方靠近，因为只有建立起充分的信任关系，她们才愿意去冒险。我首先让她们向前移动直到彼此能够清晰地看到对方，距离约一个胳膊，然后让她们互相注视。接着我让她们闭上眼睛，并分别告诉我看到了什么。这是很有趣的。妈妈说，她看到一个她没有很好照料的婴儿，她觉得很内疚，她开始不由自主地抽泣了一会儿。当我问女儿她看到什么，她说她只看到她的妈妈。当妈妈说完后，她补充说："对，她总是把我看作一个婴儿。"

这一刻我意识到，两人并没有及时地把对方看作这一刻她们真正的样子，她们依据过去的经验看待对方。如果她们不做出改变，她们之间的问题会进一步扩大。

女儿早先对妈妈提出的批评之一是妈妈总是像对待一个小婴儿般对待她。当揭示出这个秘密后，我对妈妈指出，她的确把这个十三岁的女儿看作一个婴儿。然后，我问了妈妈的年龄，我对女儿指出，你看到的是一个三十六岁的妇人。我声称，有两位女士（我习惯用那个词语）——辛西娅（女儿的名字）和琼（母亲的名字），她们正在彼此看着对方。我一直好奇地想知道她们是否把彼此视为辛西娅和琼。然后我让她们再一次看着对方，然后闭上眼睛告诉我她们看到什么。

她们正处在我称之为"日新月异的成长"过程。当琼开口说话时，她说她看到一个迷人的十三岁女孩，这对她完全是一个新的觉察；女儿说她看到妈妈和她眼中的注视，这似乎是一种对她关切的注视，这也是她喜欢的注视。那一刻她们俩都说她们对彼此有了一种完全不同的感受。

然后会谈转向大女儿和父亲之间的问题。大女儿快十八岁了，她的爸爸仍然坚持认为她应该早回家。这表明，这个男人由于心理和身体的问题，还没有成长到认为自己可以通过独立工作维持家庭的程度。他的妻子从下午两点半一直工作到午夜左右，这意味着大量的家务由丈夫承担。他与大女儿一起来做家务，其中大女儿负责做午饭，但显然女儿从事销售工作，父亲要求她早回家，让她觉得是一种冒犯和干涉。

我要求两人面对面坐着，只是试着去倾听对方。我引导他们倾听，帮助他们意识到，之前他们并没有听另一个人说话，而只是想控制对方。这个过程结束以后，女儿和父亲之间似乎建立了新的联结。

很清楚的一点是，丈夫和妻子都对孩子的事情很担心。呈现的另一个信息是，他们两人的父母都很早离开了，他们都由祖父母抚养，祖父母显然对他们很担忧，这种担忧现在被转移到他们的孩子那里。这一点孩子们以前并不清楚，家庭中的大部分孩子把父母的努力照顾看作对他们本人的反对，他们没有接触到事情的另一部分。同样，父母一直听到的是孩子们的争吵，而不是对他们的感谢。我能够在他们之间建立一些新的联结。

整个会谈中，我头脑中就是一幅不停流动和不断建立联结的画面。我可以选择在合适的时机主动地应用自己来帮助他们形成新的联结（如妈妈和女儿之间）。对于家庭成员的身体接触，妈妈说她希望最小的儿子拥抱她。当儿子回家时，他只是给她一个“小小的老式拥抱”，她总是有受骗的感觉。家庭中的所有情感问题和人们如何表达情感的方式被提了出来，而以前这是被禁止的。在会谈的最后，因为我欣赏和喜爱这个家庭的成员，所以拥抱他们对我来说是很自然的。就在我拥抱妈妈后转向两个女孩时，我听到两个小男孩在偷笑，他们的年龄分别是十八和二十。我头脑中闪过的念头是在这两个男孩的年龄阶段参与这种事情对他们来说是尴尬的，尽管我觉得他们也想从我这里得到一些情感表达。当我转向他们中的第一个男孩时，我解释说，我已经听到了偷笑，也许这样做对他们来说有些困难，但我想让他们知道我对他们的感觉，然后我给他们每个人一个特别温暖的握手和肩膀上的轻拍，表达对他们在那一刻所作所为的尊重，同时传递我的感受。令人感兴趣的是，父亲是我最后一个道别的家庭成员，我感受到他一直在排队等待，想拥抱但是不敢要求。当我向他提议拥抱时，他爽快地接受了。我知道男人在过去常有这样的经历，认为拥有这些感受是没有男子汉气概的，于是我告诉父亲，鲍勃·霍普许多年前曾说过“如果一个人没有被拥抱过，那么他会吓得发抖”。这有助于父亲接受这种情感的展现。

看过昨天家庭会谈过程的人们可以发现，这些人的生活开始变得更容易理解。现在我觉察到，当我思考治疗过程时，我把它看作形成人类联结的体验，这对我来说并不神秘，我感受到自己在和其他生命进行一趟旅行和冒险。我希望通过这次旅行，他们能够感受到更多的活力、爱、希望、创造性，并且看到使用自己的新方式，相互之间建立联结。通常我与人们的会见只有一次，我希望每一次会谈都能为人们打开一扇觉察的新窗口，让他们对自己感觉更好，获得与家庭其他成员更有创造性的共同解决事情的能力。这就是我所说的我处理的是“应对过程”而不是“问题解决的过程”的真正含义。

为了实现应对过程的改变，我想回来谈谈沟通姿态的运用。我提到的那四种姿势，其中会有组合使用，这是所有在应对方式上出现问题的人都有的。讨好、指责、超理智和打岔在昨天的家庭中都出现了。顺便说一下，我越来越觉察到美国人梦想的样子正符合我的超理智应对模式。这种应对模式是：“看在上帝的面上，不要表现出任何感受！”我对此感到悲伤，但事实确实这样。

在此我将暂时搁置上边的内容，我要说的是沟通姿态并不是固定的和不可改变的，每个沟通姿态都可以改善。如果你采用讨好的应对方式，那么它对你产生的破坏性后果之一是，你会不停地告诉自己你不重要。然而，如果你了解讨好的表现形式，你就可以改变这种显得软弱的方式，并让你的意识觉察到这种应对方式，而不只是让取悦每个人成为一种自动化的反应。

更新指责的应对方式，让它成为支持你自己的能力。每个人都需要肯定自我，但你必须根据实际情况有意识地去做，而不只是下意识地去做。改善超理智的应对方式是创造性地运用你的智力。虽然运用智力本身是令人愉快的，但如果仅用它来保护自己，就会变得令人厌倦和难以实现。改善打岔的应对方式是使它成为自发性的能力，并且帮助你觉察，为你的现实生活提供新的方向。

在任何情况下，面对像昨天的父亲那样超理智的人时，治疗师都会面临困境。超理智的人会坐得笔直，一动不动，脸部很少动，声音单调乏味，讲话总是很理性。这种人会让你觉得干巴巴的，他（她）完全被禁锢住了。昨天的父亲正是这样，他是一位信奉正统派基督教的牧师，有着强烈的是非价值观念。我注意到他对我所有的提议——握手、提问和我做的陈述——都采用同样的应答方式。我感受到他在听，但我总是不能确信他是否理解。的确，我越来越发现采用这种应答方式的人喜欢用大量语言来说明事情。对我来说重要的是，无论对哪一种类型的人，我都尽量按照对应的方式进入这个人的内心。所以当父亲喜欢讲述大量的理智性语言时，我自然也会从理智层面来进入他的内在。

治疗师经常会厌烦那些讲话太多的人。然而，我需要让他们讲得足够多以便我能理解他们更深层想表达的意思。这个男人告诉我，他反复地努力去做自己想做的事情，但又是如何反复地失败。他一再用那干枯而又平淡无味的声音讲述这些事情，当我听他讲话的时候，我觉察到他似乎已经停止努力，并且放弃了梦想。当我问他是如何看待自己的梦想时，我开始看到一些光亮进入他的眼睛。尽管他的脸的下半部没有发生变化，但是他的眼睛睁得稍大一些并且有了一丝光亮，他却回答说："真的，我不再有梦想，梦想已经死了。"

现在我的头脑中以雕塑的形式描绘出他的画面——内在毫无生气，外在有一个坚硬的壳。我用内心听到和看到的沟通姿态作为我下一步的行动指南。如果会谈在一种信任、理解、被倾听的背景下进行，就会生出新的理解。昨天结束时，丈夫的整个脸都已经在互动中开始有反应，而不像开始时只有眼睛有反应。我可以这样讲，当我在倾听某个人时，我也在注视着他（她）并觉察他（她）身体所有移动的部位。我可以觉察到当时发生的所有变化，因为我在用整个自我全身心地倾听。

我想提及另外一个重要的因素，我称它为能量场。我认为它重要是因为它会随着人与人的接触而变化。在任何一个发展良好的人周围都有一个直径大约三米的圆形场。在场的周围，你可以感受到震动——至少我可以！这些震动就像在表明一个人周围的领土边界。当一个人是完好的整体，你会感到他的边界是有弹性的。当你接近它们时，首先，你在身体上能感受到它们，你可能感觉到你在撞击某些东西。如果它是有弹性的，你知道你已经走到他的边界，也许你伸手就能够触及。我尊重这条边界，这就是为什么我要和人们保持一臂距离。如果我曾靠近一个人，那么就代表我已经尝试过他（她）的边界是否会让我进入。信任的建立和边界的弹性之间似乎存在着关系。

当我面对和自己的内心没有任何接触的人时，他们的能量场直径只有5~8厘米。我需要很长的过程才能够完全感受到某种震颤，它是死气沉沉的。我几乎与他们面对面时才能够获得某种形式的存在感。当人们内在充满冲突时，他们的能量场直径会膨胀到2米左右，对此我可以清晰地觉察到。我常常使用“震颤”这个词来表达对能量场的感觉。我能具体感受到能量场，我非常尊重他人的这个边界。这样的描述是一种想象，但我的身体可以感觉到它。当我周围有一些充满冲突的人时，除非我感受到弹性，否则我不会靠近他们。我不知道我的解释是否恰当，但它有点像用身体判断你可以走多远。这与身体的触摸是有关的，因为除非我知道此人的边界是有弹性的，否则我不会触摸他（她）的身体。

视觉是边界的一部分，你能够看到某人的距离（真正看到他）大概是3米。在3米时你看到的是轮廓，细节是看不清楚的；在2米你可以看得很清楚；在1米左右你可以看得更加清楚。我想尽快走到我能够被来访者看清楚和听清楚的位置。走近的过程也是进行多次联结的过程——一种慢慢推进的方式。在这一过程中，你不可能事先确定应该做什么，你必须通过感觉来做出决定。一些人可能见到我和家庭工作及观察到我与来访者触摸，他们会说：“啊！我知道了！你必须做的事情就是触摸。”我的回答是，对来访者进行触摸时必须小心，就如同触摸热的火炉一样。你确实要相当小心地进行。这就是当我与治疗师一起工作或者培训他们时，我试图对他们的身体觉察能力进行训练的原因之一。例如，当人们暴怒时，我要待在可以帮助他们但并不紧挨他们的位置，我认为在那种情况下触摸是没有帮助的。也许你们中的一些人已经注意到当某人在暴怒时，如果你去触摸他（她），你可能会受到袭击。袭击不是因为人们想杀你（尽管他们可以这样做），而是因为在那个时间他们的边界被侵犯了。

介绍了能量场后，接下来我想谈谈关于昨天那个家庭的其他成员和他们的梦想，我们谈论了一会儿大家尚未实现的梦想。妻子的梦想是期待与丈夫过一种不同以往的生活，她说，从她的婚姻生活一开始她就试图取悦丈夫，那是她一直被教导要做的事情，现在她对此有些疲倦。我问她是否想向我展示这一画面，她表示同意。我让她跪下向上看着丈夫，让丈夫坐在凳子上。然后我问妻子，她现在做的事情是否与以前做的某些事情很像。她说是这样，但是现在不想再过这样的生活。然后我问她的丈夫坐在上边感觉如何，他说他不喜欢她在下边，也不喜欢自己在上边。然后我让他们调整姿势以便两个人都感觉舒服。当然，他们最终眼睛处在同一水平。接下来，他们的脸上开始出现带着希望的表情。

我在这里想强调的是，如果我听到一个人以超理智的方式来应答时，我也会调整到理智层面，但会让那个人体验到真正地被倾听和理解。如果我遇到一个像昨天的妻子一样讨好的人，我会试图让她接触她对自己的期待并引导她谈论她的渴望和孤独。昨天的那位妻子这样做了，但是如果我没有询问，她是不会主动去做的。

对指责者，如排第二的孩子，我必须碰触到她对联结的渴望。我昨天的方法就是这样的，在那个时候我们没有处理所有憎恶的感受，相反我关注的是她对自己的感受和与妈妈联结的愿望。我发现自己在每个案例中所做的事情都是试图帮助人们获得平衡。有时候我通过一只手的接触让他们安静，有时候只是让人们的身体安静片刻以便集中注意力。

与你们分享这些是重要的，因为，当我和一个家庭在一起时，我的身体告诉我大量关于人们处于什么状态，以及关于他们的边界的信息。例如，一个超理智的人周围的边界是非常封闭的。这就是人们常常说不能够

“接近”超理智的人的可能原因之一。一个打岔的人周围的边界是完全破碎的，你不能分辨它在哪里。指责型的人周围的边界是非常向外突出和带刺的。讨好型的人是很有趣的，他的边界由液体组成——由经过搅拌开始融化的奶油组成，它就在那里，但你不能很好地区别出来。尽管这是用一种非常形象的方式来谈论一个人和他的存在，但我能觉察到人们的这种存在，我尊重人们的这种存在。也许一个很有诗意的表达方式是：在任何时刻你感受到的是一个带着恐惧和防御却又期望获得理解的生命。如果你想和他建立联结，你必须要尊重他。

我的手是我最有价值的治疗资源；我的身体和我的皮肤也是，它们能够感知到发生的事情；我的眼睛在观察，所有的这些身体部位都可以形成联结。手是如此的重要！这就是我努力帮助人们训练他们的手的原因之一。我在亲密关系领域帮助人们做的事情是训练他们身体觉察空间和边界的能力。我非常确信，这就是形成联结的真正意义所在。我刚刚提及的有助于我对亲密进行定义，亲密就是尊重人与人之间空间的自由——被邀请时进入，没有被邀请时不能进入。这就是真正的亲密。

人们常常问我，“一次会谈多长时间？”会谈的时间必须足够使来访者有可能发现和打开一扇新的观察窗口。一次会谈可以持续两到三小时。我现在不再在办公室进行会谈。以前在办公室会谈时，对初次的见面我最少安排三个小时。我想让人们结束会谈时带走某些可以用于尝试和生活的东西，这意味着他们走出我的办公室时，对他们可以利用的资源有一个新的觉察。这种觉察可深可浅，但是它携带着某种希望——他们可以对自己做一些不同的事情，或者生活可以有某些方面的改变。

一旦时机成熟，我会安排另一次会谈。这个模式不是严格不变的。我认为，每次会谈都有它自己的生命，我不确定明天是否会再次见到你或者你会来访。我的工作朝向新的可能性，当每次会谈结束时我们对某些事情会有一个了结，那并不意味着所有的工作已经完成，从来都不意味着所有的工作结束，因为我们永远都可能在继续成长。但是它的确意味着，在会谈结束时，我们拥有一些可能有用的新的东西。

例如，对我昨天见到的家庭，我在结束时告诉他们我喜欢在这两个小时里作为他们的一部分和他们在一起。我真的想能够继续作为他们的一部分，但是我的生活不允许这样。如果有机会再次见面，我将非常高兴。我认为，每一次会谈有它自己的生命，下一次会谈仍然有另外一个不同的生命。因为如果你真的在成长，每次会谈都将会有另一个不同的生命；如果你真的在成长，每次会谈都是完全不同的。下一次会谈时，来访者到了一个新的地方，治疗师也在一个新的地方。无论如何，我就是这样看待会谈的。

我对读者做出的承诺是我将尽可能地告诉你们发生的每件事，尽可能地向你们展示每件事。但我不能承诺我会告诉你们发生的所有事，因为我并不知道所有的事情，我能告诉你们的只是我所知道的那些事情。正在阅读本书的你们可能会谈到我意图之外的含义，但是无论如何它们就在那里。我希望你们已经发现了一些新的“窗口”，正如我昨天对那个家庭所做的一样，我也试图在这里为你们打开一些“门”。我希望它对你们有所帮助。

10

治疗师对自己的运用

引言

卡尔·塞莱斯

在本章中，维吉尼亚·萨提亚对过去治疗师凭借经验对家庭进行工作的做法提出了挑战，并建立了治疗师与家庭以及治疗过程之间的关系模式。她颇有见地地指出，治疗师的观察可以在很多方面使治疗过程进一步深入，这不仅局限于观察在来访者家庭中发生的事，也包括觉察治疗师自身的内在体验。她认为治疗师自身的躯体姿态、语调、能量水平及相对于接受治疗的家庭的自我定位，都具有重要意义。

治疗师无论是在个体治疗、夫妻治疗或家庭治疗的过程中，都需要对他（她）自己的沟通模式有深入的觉察。如果治疗师对此觉察得不够深入，治疗过程就会遇到瓶颈，并且很可能致使治疗中断，而治疗师自己并不知道或不理解这种阻碍为何发生。这种缺乏觉察的行为可能会中断已花费了许多时间和精力去发展的治疗过程。因此，为了使治疗持续进行，治疗师需要始终保持敏锐的自我觉察，并随着治疗的动态过程做出适宜的改变；同时，治疗师需要尊重每个个体和他们成长过程的独特性。

治疗师不仅要在治疗中揭示来访者过去的成长过程和成长方式，还要帮助他建立一种更有力量、更加健康的新方式。一个能意识到自己外在和内在过程的治疗师，更能够理解并映射出来访者在他成长过程中所处的位置，并强化个体在家庭系统中的体验，而不用受其他家庭成员是否在场的限制。这种强化体验的作用使个体开始对自己更负责任。总体来说，人们会对成为家庭系统的一部分而感觉更好，因为他们会感觉自己在家庭中有举足轻重的作用。

萨提亚在本章中呈现的许多部分都是当前正在讲授的内容，她所做出的关于治疗师如何运用自己去做治疗，以及治疗师如何避免在来访者的世界中推进得过深或过快方面的探索是非常卓越的。无论是与个体、夫妻还是家庭工作，治疗师在把自身的体验作为一种反馈工具上都是相同的。无论是对于初出茅庐的还是经验丰富的治疗师，萨提亚最终的目标都是帮助他们探索如何运用在治疗互动中产生的自我体验，从而在治疗过程中为来访者带来更深层次的理解和潜在的改变。

家庭治疗最困难的地方在于，治疗师要同时在不同的层面上开展工作。我们在此谈到的这种“同时性”原则可能会让你觉得太难了，然而，我们更愿意对家庭治疗的初学者说明，治疗师能同时在所有层面工作的能力是随着时间和经验的积累发展而来的。初学者必须做好准备，因为可能会出现一些来访家庭流失的情况，不过不必过度苛责自己。初学的治疗师可能在一个或几个层面上的工作表现得很出色，却忽视了另外一个重要的层面，而正是这一点导致他所治疗的家庭流失。显然，初学者不可能立刻在所有层面上表现得足够熟练，因此，也难以游刃有余地掌控家庭动力的能量和过程。我们将在随后列举一些在治疗中会同时存在的几个主要层面。

另外，治疗师必须能够既置身于整个家庭系统之中，又置身于其外。因此，治疗师在工作时最好与家庭成员保持足够的距离，以便他可以将整个家庭纳入自己的视野范围，观察家庭的互动方式和沟通模式。此外，他自己所坐的位置应与家庭系统相协调。举例来说，治疗师会见一个由父母和五个孩子组成的家庭，当他坐在父母中间时，家庭成员间似乎能够相当自由地交谈，但实际上治疗并没有进展。治疗师观察他们的模式，发现他们可能正通过表面化的交谈来掩盖真正的问题。因此，治疗师让他们讲述一个最近发生的事件，并让每个人描述事件的细节，包括话语和感受。当他们开始描述时，似乎每个人都参与了进来，但是，治疗的氛围又一次像纺轮那样原地飞转毫无进展，如深陷泥泞般停滞不前。这时，治疗师暂停下来，去审视家庭系统及自己的内在。他感受到了一种沉重的、混乱的感觉，并且意识到坐在父母之间让他越来越有压迫感。随后，治疗师将这些信息呈现给这个家庭，因为所有信息都显示出家庭没有处理真正的问题，所以治疗师重新开始干预家庭系统并试图对其进行扰动。同时，家庭成员对治疗师这些观察的反应是：父母表现出困惑，而孩子则点头表示赞同。

然后，治疗师让每个孩子轮流与他交换位置，去坐在父母的中间，并交流他们对此的感受。每个孩子都用语言或用身体姿势表达出坐在这个位置上很不舒服。接着，治疗师向父母表明：包括他自己和五个孩子在内的六个人都感觉到了在他们夫妻之间存在一些逐渐显露的问题，然后咨询师询问了他们每个人对此有怎样的体验。这时，治疗师再次检视自己的内在，感觉到此时如释重负。可以看出，当家庭成员的身体姿态和家庭中的能量所受到的束缚减少时，家庭系统更容易识别出感觉信息。治疗在这里有了关键性的突破。治疗师随即让父母面对彼此，并开始探索在他们之间可能发生着什么。

当父母调整了位置相向而坐并直视对方时，紧张感又出现了。治疗师意识到自己的手心正在出汗，同时发现其他家庭成员表现得坐立不安、回避或采用某种方式打断谈话。他再次将这些信息反馈给家庭系统，使家庭系统保持开放的状态。他向家庭阐述了自己的观察后，询问他们是否感到恐惧或担心。两个孩子的回答是“是的”，但他们不明白自己为何会有这样的感受。父母也证实了他们的确非常紧张。于是，治疗师让他们向彼此描述这种紧张。正如你所看到的，治疗师总是不断地进入家庭系统，有计划地打破系统中的规则，并触动系统中的危机，以促进治疗的发展。同时，因为家庭成员的防御很强，他们的外在表象无法揭示家庭的真实信息，因此治疗师可以通过不断审视自己的内在来获得关于这个家庭的治疗信息。当治疗师发现他的内在体验与家庭的表象不一致或有矛盾时，他会在家庭中寻找那些能够支持或否定他内在信息的行为或沟通模式。当他发现家庭中出现了支持他内在信息的行为时，无论是否会引发焦虑，他都会向家庭施加压力，去促进进一步的探索。

随着时间的推移，在这个家庭中呈现出这样的状态：家庭中每个人都好像对其他成员隐瞒了很多秘密。父母被卷入“交换夫妻”的境遇中，而他们以为孩子们并不会知道。丈夫和妻子各自都发生了周期性的出轨，而彼此以为对方并不了解。孩子会经常对父母说谎并以为他们可以侥幸不被发现。这些情况导致的结果就是每个家庭成员都知道发生的事，却从不互相讨论，好像他们都身处于密谋中。结果，家庭中这种巨大的愤怒感和挫败感使家庭成员间产生了畏惧，逐渐疏远。

在另一个例子中，治疗师在与一个习惯评判的家庭工作时，忽然发现自己会不自觉地与家庭中的父亲争论对错。如果治疗师的“第三只眼”发挥作用，他会意识到他已经被这个系统所控制。这时，治疗师可以向家庭反馈这些信息。他会说：“看，现在我所做的正是你们对彼此做的事：

我在争论谁对谁错，而不是在分享自己的感受并处理你们的感受。在我看来，这正说明了你们的系统是如此强大，即使系统的规则对你们已不再适用，但你们要想挣脱它的束缚依然极其困难。”

另外，治疗师也必须觉察到自己的身体姿态、语调，以及他相对于这个家庭的能量水平。要获得这种觉察，与家庭系统保持一定的距离是非常重要的，否则，如果治疗师也深陷于这个系统中，他就会支持并强化它的负面进程。比如，一个家庭看起来非常压抑、沉重，治疗师发现自己很难为这个系统注入能量，他便也会感到越来越压抑和沉重。如果他允许这种情况继续，他会变得愤怒、退缩或去攻击家庭成员，也可能会因为没能做出什么改变而感到内疚并更努力地工作。相反，如果他能跳出这个系统，他就可以将自己觉察到的内在体验作为他了解到的这个系统的信息。然后他可能对家庭成员说：“当我与你们工作时，我发现我的声音越来越低，我的姿势很沉重，我的肠胃也感到压迫，就好像你们没有收获、进展，或没有得到你们想要的，这些都是我的错。我想知道你们是否也从彼此那里感受到类似的信息？”然后，他将这些发现反馈给家庭系统。这是一个非常清晰的信息，治疗师可以借此保持自己的界限，也因此能够帮助家庭成员离开他而独立，并为自己的选择负责——这正是他们对彼此无法做到的事。由此他可以阻止家庭系统的负面进程，并同时塑造一个开放和探索的积极过程，因为他是在不批判、不攻击他们中任何人的前提下，运用自己进行观察和评论。

在评估和治疗方向上，伴随着逐渐浮现的家庭互动，治疗师需要不断反复核查自己的推论。比如，当他第一次会见一个家庭时，他观察到家庭成员间的互动是受限制的：他们彼此互不接触，交谈时也不看对方；他们的身体姿态拘谨而僵硬；所有家庭成员的着装与那个被认为是家庭中的病人或干扰者的着装有明显的差异。家庭其他成员谈论的焦点集中在这个成员（例如家中的儿子）和他对药物的滥用上。潜台词是如果儿子不在，家庭就会好起来，或者如果儿子从未接触过那种药物，他也会好起来。父亲说起话来就像在台上演讲一样，通常会看着天花板或外面的假想观众。而母亲在行为上是被动的，除非有人要求，否则她不会开口，即使回应也是使用极微弱的、像小女孩一样的声音。女儿则如父亲一样好像在演讲，似乎比妈妈更像家庭中的妻子。而且，这个家庭落座的方式就好像儿子是在家庭系统之外的。

治疗师注意到所有这些因素，并在头脑中开始对可能的解释和治疗方向进行推测。他可能会有类似这样的推测：似乎在母亲与女儿之间存在着角色的失调，因为女儿看起来更像成年人。此外，母亲被动的行为和像小女孩儿一样的声音暗示着她并没有像一个成年女性那样为家庭付出。即使她可能扮演着一个有能力的主妇的角色，但这个家庭，包括丈夫，都没有从她那里得到任何滋养。这揭示了这对父母在给予与接收之间存在着严重的断裂，而丈夫强硬、麻木的态度和婚姻中投射出的完全无性的感受似乎也证实了这一点。

治疗师还进一步推断，家庭角色的固化和家庭的防御系统的问题已经持续很久了，所以，他不能过早给这段婚姻关系施加压力。因此，最好的治疗方向可能是促进父子之间开放地交流。儿子是与家庭系统最不一致的人，因此最可能改变。而儿子的难于控制也让父亲感到非常绝望，所以父亲也可能愿意改变。治疗师认为他必须缓慢地推动治疗进程，因为这个家庭显然非常恐惧，并且很容易因惊慌而变得不知所措。当他正准备在这个方向上推进时，妻子突然开始攻击丈夫：“我讨厌你的说教和对每个人应该怎样的评判！我不会因为杰米离开而去指责他！如果不是为了孩子，我早就自杀了！”

在这一刻，治疗过程的进展清楚地表明，治疗师必须转变他的推断和治疗方向。这并不意味着他之前的假设不正确，这个过程是很必要的。母亲突然的攻击意味着母亲处于危机之中，这个危机是家庭当前各种能量中最显著的因素，因此，治疗师必须立刻处理。如果治疗师没有处理这个危机，而是继续按照他之前的假设工作，家庭成员将会认为他没有能力解决他们的问题，并对他产生不信任。为了建立信任感，治疗师必须始终聚焦于系统中的能量——生命力和感受所在，也就是与功能失调的系统不一致的部分。家庭系统之所以功能失调，是因为家庭成员担心他们不知道如何在不伤害自己或他人的情况下处理他的生命力（强烈的感受），而治疗师的工作就在于教会他们如何用恰当的方式处理自身的能量，促进自身成长，而不会导致个体内在生命力的丧失或受损。

在治疗中，因为治疗师转换了推论和治疗方向，母亲感受到了超出她的支持系统所能承受的压力，因为母亲存在潜在的自杀危险。母亲的语言、行为、语调和身体姿态都表达着一致的信息，即恐慌和绝望。治疗师意识到她显然处于极端的痛苦中，并让她向家庭成员分享更多的痛苦感受。接着，他让家庭成员倾听，但不要感到他们需要对此负责，仅仅是倾听并保持与自己感受的联结，以便可以分享他们的感受。

当母亲更加开放时，治疗师可以依据当前家庭的能量状况从两个方向推进治疗。一个方向是，如果看起来母亲想要寻求家人的支持，并表达自己对家庭的感受，治疗师就会在家庭互动的方向上推进治疗，并帮助她采用不指责、不诋毁、不贬低他人的方式去表达她的感受。同时，治疗师让家庭中的其他成员学会如何倾听，并用他们的感受作为回应。另一个方向是，如果她的惊恐和愤怒已经无法控制，治疗师会推断让她充分释放是非常关键的，否则她可能会遭受严重的抑郁或产生自杀的意图。因此，他会通过类似捶打椅子或尖声喊叫的格式塔心理治疗技术将治疗向躯体释放的方向推进。这个过程可能需要给予她和其他家庭成员更多的解释、鼓励和理解，以便他们可以容忍并允许这种治疗方向的改变。

当母亲的情绪得到缓解后，治疗师会观察家庭中每个成员的反应，并把这一变化整合进整个家庭系统中，这些反应不仅包括家庭成员对母亲的反应，还包括了他们对自身的反应。之后，治疗师会告诉他们要在一个成长的体系中考虑这一全新的转变，同时也对他们在其中必定会体验到的惊恐给予理解和支持。治疗师将会做出解释，尽管他们害怕改变，但他们面对的现实是：原有的家庭运转方式正损害着他们，儿子表现的症状和母亲在治疗中对感受的表达证实了这种损害的存在。因此，为了生存和成长，他们必须改变。从而他们也清楚了他们可以选择，也明白了自己的选择是什么。但这个家庭仍然需要为自己所做的选择负责，治疗师是无法替代他们来接管这个家庭的。然后治疗师会解释他将帮助家庭成员学习新的、更适合他们的、不具有破坏性的行为方式，但是这需要时间。他会与家庭成员讨论他们可能需要什么样的“安全阀”，以便在他们学习新方式时给自己短暂的缓冲。治疗师推论这个家庭的成员是非常孩子气的，因此需要给予他们许多支持，并对已发生的事情进行清晰的解释，以防止两次治疗间隔的一周中发生危机。但是，无论他们获得了多少支持，都仍有可能会发生危机。因此，治疗师会用开诚布公的态度让家庭意识到危机可能会发生，却并非那么可怕。危机的发生仅仅意味着家庭成员有着不同的学习方式，因此，探索当危机发生时如何采用对家庭系统影响最小的方式来处理是相当重要的。

很重要的一点是，治疗师会不断面对各种信息，他要将这些信息分类并整合，以便不断地更新自己的假设。然而，他也必须有充分的准备，能够根据家庭系统内能量的转化而适时调整假设。

治疗师必须能意识到家庭成员之间、自己与整个家庭之间，以及自己与每个家庭成员之间的沟通模式。他可能会观察到，在有的家庭中，虽然家庭成员说父亲是家庭中的领导者，但母亲似乎是家庭的代言人。父母之间经常不直接交谈，而是通过长子来替他们向对方传达自己的意思。并且，这个家庭的成员们坚持认为除了被他们视为家庭"问题"所在的女儿外，其他人都能够很轻松地互相沟通。而且除了女儿之外，所有的家庭成员与治疗师交流时都是左耳进右耳出，就好像治疗师是法官或权威，但他们从不接受治疗师提供给他们的任何反馈。他们总是快速地辩护、解释或找借口否定治疗师提供的反馈，并且他们也不给自己任何机会去尝试理解和考虑治疗师的看法。他们对此似乎有很强的防御，以至于不能倾听治疗师说话。而且，对于建议他们改变的反馈，没有一个成员是开放的，因为他们将反馈视为批判和攻击。父亲甚至对治疗师支持性的、共情性的表达也心存提防，而母亲更易接受治疗师的温暖表达，但当孩子们看出治疗师与母亲可能发展出积极的治疗关系时，便会立刻出来干涉。

在这个家庭中，所有层面的沟通似乎都呈现出一个一致的信息：家庭成员在情感上都感觉非常匮乏和空虚。每个人都渴望情感，但没有人感受到自己获得了任何情感。家庭成员不去倾听，不能接受反馈，也没有为治疗做好准备。他的治疗的初始访谈阶段是缓慢的，并且充满支持性的解释，这些解释包括治疗所涉及的内容，以及他们除了接受治疗以外的其他选择，以便他们真正确定自己想要的是什么。治疗师在治疗的初始阶段会对他们目前的无助感和情感匮乏表示理解。这个家庭可能在某个时刻能够真正进入治疗阶段，也可能这一刻最终不会到来，但是这一治疗体验可以使他们在不做任何评判的方式下，清楚地面对那些真实的生活事件和面对这些事件可能做出的选择。即使只是这个过程，也与他们对待彼此时批判和苛求的方式截然不同。

还有一个家庭，成员间的沟通模式可能存在相当多的差异，这需要对家庭系统采取非常不同的处理方式。当家庭成员彼此交谈时，他们的语言可能表达了对他们感受的否定，但是当他们与治疗师交谈时，真实的感受就开始出现了。然后，治疗师可以运用这一现象与家庭成员进行探索——他们与治疗师互动中的哪些体验也是他们希望在家庭互动中体验到的，以便使他们可以分享与交流。同样，在另一个情境中，家庭中可能会出现同盟。父亲可以与女儿和母亲交谈，但不与儿子交流。如果他也可以与一个男性治疗师交流，那么治疗师可能会假设，在父亲的经历中由于他父亲的缺席或一些未知因素，而令他在父子交流上缺乏学习，同时，治疗师也可以探索父亲学习的可能性。如果父亲不能与男性治疗师交流，而是保守、疏远的，治疗师可能会假设他与他的父亲之间存在一些受伤和愤怒的感受，只是通过这种方式表现出来。然后，治疗师会发现他可能在童年时没有得到他想要的，却得到了他不想要的，并依据此经历来探索他童年时与父亲的关系。

我们认为对治疗师而言，最重要的观察是与躯体和行为线索相关的观察。围绕着这些信息，有许多同时存在的不同层面的观察。我们认为最重要的有以下几点：

1. 家庭中每个成员的语言、语调和表达方式的特点与身体所传达的信息的一致性。父亲整个人可能表达着强硬和控制的一致性信息。或者，他的身体信息可能表达着强硬，但是他的说话声音和面部表情却近乎哭泣。治疗师关注父亲表达的一致或矛盾，也观察其他家庭成员对父亲的表达方式的反应。

2. 治疗师自身的身体姿态是了解家庭系统的重要方式。治疗师与家庭工作时，可能会感到状态越来越低落。他交叉着胳膊和腿坐着——这可能传达了两个方面的信息，属于他的或属于这个家庭的信息，或者两者都有。重点在于，通过治疗师能够意识到自己身体姿态的意义，那将对治疗有很大帮助。这种身体姿态在一个层面上可能传达了他所工作的家庭的信息，在另一个层面上可能反映出当时他自己的个人境遇。

3. 治疗师必须觉察到身体动作的不一致对家庭系统的意义。比如，一个家庭可能非常理想地讨论着他们的状况，但频繁的身体动作似乎像涟漪一样在家庭系统中从一个成员传递给另一个成员。

4. 特定的身体动作可能产生于特定的情景模式中。比如，每次父母在感受层面交流时，最小的儿子就开始踢桌子；或者，每次父亲开始变得愤怒时，孩子们就开始伸开胳膊打呵欠。然后治疗师会将这些模式进行解码，以便在适当的时机进行干预。

治疗师最重要的工具是自己内在的体验，因为它与所有我们描述的其他层面相连。如果在治疗中他的内在体验与观察到的其他信息不同，并且能很确定他的反应与自己的生活无关，那么，推进治疗的最有效的方式就是利用他所获得的内在信息。但家庭治疗的初学者通常不会这样做，因为他认为自己还未接受足够的训练能确信这些内在体验，因此，他会先尝试其他的方向，但通常最终会回到他的内在体验上。这样做没什么不合适，因为对治疗师来说，在他感到自身的资源已充分得到调整并达到平衡之前，需要花费时间和经验去考验他的内在资源。然而，一旦他对自己的内在体验更确信，他将会为自己和这个家庭节省相当多的治疗时间。

治疗师还可以通过与家庭工作时审视自己的内在体验来学习。当他感到胃部紧缩时，他发现是由于恐惧；当他感到颈部和肩膀疼痛时，他觉察到愤怒；当他即使得到充足的睡眠仍在咨询中昏昏欲睡时，他体验到的是盛怒。每个人的身体对潜意识感受信息的反应都是不同的，所以治疗师必须学会读懂自己的线索。无论如何，如果治疗师能不厌其烦地通过这种方式学习自己的内在信息，他将不再会为选择何种方式推进治疗而困惑。因为，当所有其他选择都失效时，内在体验的方式总是可靠的。

除了上述情况外，治疗师也发挥着观察者、照相机、性别角色榜样和沟通典范的作用，并且他还决定着家庭成员之间及他们与治疗师之间的亲密程度。作为所有信息的观察者，治疗师要学会如何观察并理解但不做诠释，仅仅是记录下来，并教会家庭成员也这样做。这点非常重要。我们中的许多人都没有学会只做简单的观察。比如，一个治疗师可能要求一对夫妻相向而坐，注视对方并说出他们所看到的。通常，当妻子注视丈夫时不会说出“他的眼睛是蓝色的，他的皮肤是褐色的、光滑的”，而会说“他愤怒地看着我”。这只是一个诠释，而非观察。

在学院对家庭治疗师的多次培训过程中，我们都会让治疗师单纯观察一个家庭，然后告诉我们他所看到的。我们经常会得到类似这样的结论：他们彼此害怕对方，也害怕治疗情境。而观察的信息则是“家庭成员不与彼此或治疗师对视，他们看着地面。家庭成员的身体姿态看起来很紧张，双腿交叉，紧抱双臂并耸起肩膀”。我们还常常会关闭家庭治疗录像带的声音，并教导人们仅仅表述他们观察到的发生的事，而不是诠释或评论。学习如何观察是成为一个家庭治疗师的基石，也是发展家庭亲密感的基石。

同时，治疗师也发挥着照相机的作用，他从家庭的沟通模式、互动过程和其他观察到的现象中获取信息，并发展出他关于家庭运转的内在图像。家庭成员相互联结时的消极过程是什么样的？这个过程是如何发生的？以及对家庭产生了什么样的破坏性结果？他用他的眼睛和耳朵去感受当家庭成员彼此接触时发生了什么，以及是什么破坏了他们尝试建立的联系。治疗师镜映出他们的行为，就像为他们照相一样。治疗师可能会模仿家庭的沟通模式来表达这些信息，或通过融入家庭系统并评论家庭中发生的这些情况对他来说意味着什么来说明，或通过分享他作为一个家庭的旁观者所看到的家庭运转的画面来表达。

此外，就治疗师向家庭表达和回应的方式而言，他是性别角色的示范。如果是一个男性／女性合作治疗的团队工作时，这种性别角色因素会变得更为重要，因为治疗本身就取决于治疗师们是否能清晰和富有建设性地彼此沟通。由于家庭成员需要面对自己关于男性和女性角色的固有观念，因此他们需要认识到感受并不只属于男性或女性，感受仅仅是感受而已。男人和女人都可以是脆弱的、强大的、敏感的、细致的、温和的、体贴的或是专横的，并没有一种感受专属一个性别而不属于另一个。此外，他们要认识到表达感受的方式也并无性别差异。男人和女人都可以哭泣、愤怒、情绪失控、突然发怒，表现出无助或充满力量，并且这与他们是男性或女性、是强大还是弱小并没有关系。拥有感受并学会如何通过适合自身个性的方式去表达感受，正是人性的一部分。

如果女性治疗师把家庭中丈夫的表达看作他用对她（治疗师）愤怒的方式来试图与她建立联系，或者将他的眼泪作为力量的表现，他就为妻子示范了另一种新的觉察方式，同时也是一种不同的回应方式。如果男性治疗师在倾听治疗家庭中妻子对他的批判时，没有为自己辩解或以其他的方式让她信服，而是对妻子非言语行为表达的痛苦进行回应，他就为丈夫做出了示范。他展示了如何为自己负责，并不必让妻子充当审判者，同时展示了如何在更多的沟通层面做出回应。

另外，一个家庭在治疗进程中所追求的亲密程度取决于治疗师对亲密感到的舒服程度。家庭会依据他们与治疗师的关系，以及他们彼此间的关系来测试这种亲密程度。在治疗的初始阶段，家庭成员会测试治疗师能否为他自己负责，能否做到那些他让家庭成员对彼此做的事，即以一种不评价、不批判的方式真诚开放地表达自己的感受。

有时家庭会产生混乱的状态，这时非常重要的是，治疗师通过设置工作情境需要的自我界限来掌控自己及情境。他必须以某种方式来使家庭成员们为自己负责，以便他们不会感到治疗师像对待婴儿般对待他们。有时家庭成员会非常感激治疗师，并想通过询问他私人问题，向他表达感谢和欣赏或与他拥抱来表达对他的爱。如果治疗师很难接受人们的强烈情感，他可能会用一些解释来拒绝这样的表达，这些解释使家庭成员避免这种情绪的表达方式，又或者他会简短地回应，或简单地否认家庭正在做的这些事，并将话题转移到他们之间的互动上。治疗师需要理解，他不仅在揭开对家庭有破坏作用的旧有的过程，他也在帮助他们建立新的、能够增强他们彼此体验的过程。而治疗师允许家庭成员向他付出的，恰恰是要教会他们如何对彼此这样做的。在一些家庭中，父母可以为他们的孩子付出，却不知如何接受孩子对他们的付出。一些人存在着接受困难，治疗师可以通过真诚地享受家庭对他的给予，来在这方面做出重要的示范。

在对治疗师的教学中，我们觉察到，当夫妻问题超越了治疗师所能处理的问题领域，或者治疗工作进入到夫妻彼此深层次的亲密关系时，很多治疗师都面临着困难。并非罕见的状况是：一对夫妻正在进行完美的互动时，治疗师用一个解释打断了这种互动，而完全没有察觉到他阻断了用好几个月才与这对夫妻发展出的重要治疗过程。当我们提醒治疗师注意这点，并与他探索治疗可能的进展时，我们发现可能因为夫妻深入的亲密感引发了治疗师的孤独感或对自己的某些不满，或者这对夫妻正在进入治疗师没有体验到的不知如何处理的深度。我们的经验是，技术娴熟并对治疗过程十分熟悉的治疗师能够帮助人们发展和表达各种不同的感受，而这些感受可能连治疗师自己都未触及过。当提到建立治疗关系时，我们发现治疗师不能带领人们到达他没有到达的领域，这并不意味着他应该停止在这个领域的工作，而仅仅意味着他必须意识到他目前的成长阶段，并且当他治疗的家庭超越他所到达的领域时有所觉察。这并不是对治疗师的批判。我们随时都处在变化的成长阶段，而通常与我们合作得最好的来访者会随着我们的发展而改变。我们也会发现在我们个人成长的不同阶段，会面对不同种类的问题和治疗关系。

11

治疗师的故事

引言

莫伊拉·哈根

请展开想象……你是一把精美的史特拉第瓦里提琴，调音精准、保养完好。一旦拨动你的琴弦，美妙的音乐就会连绵不绝地流淌出来。当乐声由弱转强，渐臻高潮时，周围的所有人都被感染和鼓舞。他们心里充满欢乐和希望，生命能量也随之起舞。那将是多么激动人心、充满力量的一幕啊！

《治疗师的故事》是维吉尼亚·萨提亚在1987年完成的，那是她去世的前一年。在文中，她探索了如何运用“自己”这一帮助转变的重要工具来影响来访者的治疗过程和结果。通过这一探索，她也向我们这些治疗师提供了一个体验巨大成就感的机会。同时，她用乐器隐喻治疗师对自己的运用，精彩地阐明了这个过程。来访者呈现出他的乐曲，而我们能否很好地理解和聆听，取决于我们是否能关爱自己、与自己保持一致，以及对咨询工作的胜任程度。

随着医学、科学和技术领域对人性的关注和研究不断增加，萨提亚表达了对人性的新的认识，对人的存在赋予了很高的价值。她强调我们对人类行为的理解已经发生变化，治疗关系的性质也已被重新定义，这些变化已融入从弗洛伊德的精神分析到整合治疗法和存在主义治疗的历史之中。萨提亚始终坚信并举例证明了咨询师与来访者的关系在治疗中的中心地位，这种关系即治疗师与来访者之间一个自我与另一个自我的互动，以及他们作为人存在着的不可避免的相互影响。这种观点与马丁·布伯（Martin Buber）描述的“我—你”关系很相似。

在这种演变的过程中，她邀请我们聚焦于对自己的运用方式。她认为，治疗师对自己的运用在治疗中具有积极的价值。其中最核心的是萨提亚对治疗师能量运用的充分讨论：能量如何成为治疗师的自我功能，以及治疗师选择如何运用能量对治疗结果产生积极或消极影响。她提醒我们意识到人的脆弱性，与来访者建立联结比单纯的理论或技术更重要，因为来访者不只是“治疗师通往成功的阶梯上的战利品”。

在《治疗师的故事》中，她为我们提供了一个全新的、令人鼓舞的机会，让我们去了解如何更好地聆听并理解来访者所演奏出的乐章。同时，在成为治疗师的过程中，我们也需要把自己当作手工制造的小提琴一样精心照顾，要保持自我的协调状态，并准备好在生命的舞台上演奏。

过去，弗洛伊德做出的贡献已经根本性地转变了我们对心理治疗和人类行为的观念。虽然这已引发了治疗理论和技术的许多发展变化，但治疗的基本元素仍是治疗师与来访者的关系。由于后者（来访者）是在需要时求助于前者（治疗师），所以治疗师掌握着巨大的权力，治疗师可以消极地运用这种权力来利用和操纵来访者，也可以积极地运用权力帮助来访者康复和成长。由于治疗师对权力存在潜在的滥用的可能性，因此其价值观和信念至关重要。治疗师可以通过保持自我的和谐一致来创建一种充满信任和关怀的环境，驱散来访者的恐惧，使其开始探索新的成长模式。治疗是一种深层的亲密感和脆弱感的体验，需要个体对自我的存在状态和另一个人的存在状态高度敏感。这是治疗师的最深层自我与来访者最深层自我之间的碰触。

一百年前，正如现在一样，我们正临近新世纪的到来，而那时也如现在一样，人们强烈地感受到他们正生活在一个经历巨大变革的时代中。美国正从以农村占主导地位的农业生活方式向城市工业文明过渡，人权斗争已渐渐浮现，维护工人权利的工会联盟开始建立；关心社会的市民正在通过《未成年人劳动法》游说当权者维护儿童权利；社会改革者也正在为争取妇女的选举权而斗争。在科学领域，各种基金会对核武器、太空旅行和电子通信给予支持。与此同时，正在形成的新心理学体系改变着我们对自我的思考方式。我更愿意相信一个新世纪会带来另一波自我意识的改变，这将赋予人性更高的价值，而那些将自我作为治疗过程中必要因素的治疗师正是传达这种新思想的使者。

一百年前，西格蒙德·弗洛伊德在维也纳开始了他的治疗实践。1921年，他拜访美国时带来了新的治疗方法，他称之为精神分析疗法。其主要观点是人类都具有创造和破坏的原动力。这个激进的观念最终开创了心理健康实践上的革命性突破。在此之前，人们认为造成心理异常和其他不适应行为的主要原因是不良环境、个人无价值感和“遗传因素”，所以当时的“治疗”只能是隔离、惩罚、抛弃或处死。

弗洛伊德的观点也为理解人类行为提供了一种新的视角。到1940年，精神分析的观点几乎成为所有心理学思想和心理治疗的基础，并一直延续到20世纪60年代存在主义和整合观念的出现。在某些方面，我将弗洛伊德观念的影响与耶利内克（1960）所做的工作进行了比较。耶利内克创造性地提出了酒精中毒是一种疾病，而并非是由性格反常或意志力薄弱引起的，这也改变了社会上普遍的认识，并最终引发了新的治疗方法，为之前失去希望的人们带来了希望。

起初，实施精神分析治疗的是受过精神分析治疗训练的医生（通常是内科医生），他们期望通过“分析”病人的情绪体验和心理过程，为受困扰的人们扫清健康成长道路上的障碍。早期的治疗模式是传统的医患关系模式，那时，治疗目标也与现在一样，都在于消除症状——虽然症状的性质和意义在许多年后已被广泛地拓展了。心理疗法的基本元素也是相同的，即治疗师、病人、治疗环境、治疗师与病人的互动和治疗取向的模式。然而，这些元素的定义都经过多次增减而发生了扩展和改变。例如，“病人”现在有时被称作“来访者”，并可能代表着个体、团体或家庭（Rogers，1951）。“治疗师”也可能被称为咨询师，并可能包括一个、两个，甚至更多的人。治疗师可能不仅出身于医学和精神病学领域，还可能来自例如心理学、社会学、教育学、神学等学科领域。治疗环境现在则包括了办公室、家、医院和学校。

治疗的互动也被视为治疗师与病人的一种关系，而且，由于治疗取向不同，例如精神分析、心理剧、格式塔心理治疗、交互作用分析、不同的躯体疗法、家庭治疗和团体治疗等，这种关系的特点也不同。治疗模式从传统的、权威的医患关系扩展为将病人视为治疗过程中的合作者（Hollender & Szasz，1956）。

我们会注意到，两个使用同样治疗方法的治疗师可能会带来十分不同的治疗结果，我们也会看到使用不同方法的两个治疗师可能会使治疗出现相似的成功结果。虽然有这样的差异，但是，很少有训练课程真正涉及治疗师本人，通常只在心理分析和荣格心理学院的精神分析训练中，或在一些家庭治疗训练中可能会涉及治疗师本人。

治疗中治疗师自己的作用

常识告诉我们：作为人，治疗师与病人不可避免地会产生相互影响。不论治疗的理念和方法如何，治疗师的“自己”（self）或“人格”（personhood）一定会卷入到治疗中。技术和方法都是工具，它们在不同人的手中会产生不同的效果。因为治疗师与病人的关系性质决定了病人是极端脆弱的，治疗师应竭力避免运用治疗关系发展出病人对治疗师的依赖，或者把治疗变成负面运用权力的实践，因为这会最终导致治疗的失败。

弗洛伊德承认治疗师拥有权力。他主张成功的治疗师必须掌握好个人的生活，以避免使自己陷入病人的个人生活之中。这促使精神分析采用中立性、非个人化的躺椅形式，使病人处于治疗师视野之外，并相对不主动进行干预，尽管事实上弗洛伊德曾被报告有时会给病人按摩，并曾主动涉足病人的生活。尼德曼（1985）宣称弗洛伊德巨大成功和创造力的秘诀在于他对病人投入的关注所产生的巨大力量，他在治疗中对病人投入了极大的同情和理解，从而向病人辐射出有治疗效果的影响力。

因为担心他自身的能力或者其他治疗师的能力可能会对病人产生负面的影响，弗洛伊德认为应对所有采取精神分析的治疗师进行强制性的分析训练。在训练期间，受训者应该能够理解和驾驭他们的冲突和神经质症状。这种要求的目的是为了保护病人，并为病人的改变创造最佳的条件。

这些观点明确地遵循两个基本原则：一个是治疗师拥有可以损害病

人的力量；另一个是治疗师是为病人服务的，而不是以其他目的存在的。现今的大多数治疗师都同意他们不但不会有意识地伤害病人，而且都曾努力创造有益于病人的治疗环境。大多数治疗师也会说他们是为病人服务的，然而，他们口中的“伤害”和“服务”这两个词却有许多不同的解释。

进一步讲，不论是以前还是现在都存在一种观点：治疗师虽然并不是恶意或故意的，但由于他们自身存在尚未解决的问题，可能会在无意中伤害到病人（Langs，1985）。这在弗洛伊德的理论中被称为反移情。简单地说，这意味着治疗师错误且无意识地将病人视为儿子、女儿、母亲或父亲的角色，因此将一些不属于病人的部分——治疗师自己现实生活中的某一角色投射给了他们。许多治疗师都清楚地意识到这的确是一个陷阱。然而，除非治疗师非常清醒，有觉察力，否则他们可能都会在不自知的情况下掉入这个陷阱。除非治疗师清醒地觉察正在发生什么，否则他很容易因自己有被困住的感觉而责备病人。这种现象如果继续发展，会表现为治疗师对病人做出拯救、保护、偏袒或拒绝的行为，并且，让病人去承担这种责任。

当这种主流治疗模式的权威型医患关系被体验为支配和服从关系时，病人和治疗师很容易进入到一种权力游戏中，这种权力游戏倾向于强化病人幼年的学习体验。在治疗过程中，治疗师可能会很不明智地让病人重复体验幼年消极的学习经历，还将其称之为“治疗”。比如一个治疗师说他知道自己在无意识时，会像病人的父母那样塑造着病人的行为。这种支配和服从模式增加了治疗师满足其控制需要的机会。这种控制的表现可能看起来是善意的，就像“我能帮助你，因此，你应该感激”；或恶意的，就像“你最好按照我告诉你的去做，否则我就不给你治疗了”。当然，这些也正是来访者过去童年经历的阴影。当治疗中出现这些情况时，治疗目标必然无法实现。

权力和治疗

以上是所有被掩盖的权力问题。但是，权力存在两个方面：一方面是用来控制他人；另一方面是用来赋予他人权力。权力的运用是治疗师自我功能的体现。它与治疗师的自我价值相联系，而自我价值决定着治疗师处理自我需要的方式。

对权力的运用独立于任何治疗技术或治疗方法，虽然在实际上仍存在一些使治疗师在治疗过程中保持优势地位的治疗方法（Dreikurs，1960），也存在一些治疗师完全有意识地利用病人的情况。在那些情况中，治疗师甚至声称他们那些有攻击性的、与性相关的，或者其他一些非专业化的行为都是有益于病人的（Langs，1985）。曾有一个人手持皮鞭来到我的办公室并让我打他，认为那样可以使他获得更强的性能力。虽然我相信这个方法可能对他有用，但是我拒绝了他，因为这不符合我的价值观。我给他提供了其他方式的帮助，他也接受了。

治疗师利用病人满足自我需要或将他们融入自己的生活是不符合伦理的，然而，治疗师却可能在某些时候与病人有相同的处境，即否定、歪曲自己的需要或把自己的需要投射给别人。来访者可能在治疗师无意识的情况下触发了治疗师某些内在体验，因此，治疗师很容易把病人当作他过去或现在生活中曾出现过的某个人。并且，如果治疗师没有意识到这些情况的发生，将会使情况复杂化，这非常没有必要。如果是家庭治疗师，很可能在某些时候，至少某一次将治疗的家庭视为自己的家庭的某些方面的复制品。当这种情况发生时，如果治疗师还没有解决他自己家庭中出现的问题，病人就可能会因为治疗师自己的迷失而处于困境中或被误导。因此，治疗师应该承认，他们自身也是像病人一样脆弱的人。

当治疗师尽力去提升病人成长的能力和需要时，他们应该同时意识到自己也存在这种能力提升的需要。一个避免治疗师枯竭的方法是保持不断的成长和学习。我们的许多行为都是通过模仿学到的，治疗师可以成为病人学习和成长的榜样。因此，治疗师成为一致性的榜样非常重要。对一致性简单的定义是，一个人在外人看起来和他自己感觉到的一样，言为心声且言行一致。这样的一致性才能提升信任感。这是治疗师与病人情感上彼此真诚的基础，也是治愈的关键。当治疗师言不由衷，或言行不一，他就营造了一个感情不真诚的氛围，会使病人感到治疗环境是不安全的。我发现事实上存在一个超越语言和感受的交流层面，在这个层面是生命与生命的交流，并会察觉到彼此间的不一致。年幼的孩子能更容易呈现这种察觉。在成人中，这个层面的交流通常在直觉中或在不安的模糊感受中呈现出来。作为治疗师，如果我在否认、歪曲、投射或采用任何其他形式的伪装，而没有意识到自己内在的扰动，我都会不可避免地向我周围的人传达这些信息，不论我自认为伪装得多么好。

如果病人由于治疗师的原因感到“失落”，进而觉得自己身处危险之中，他们就不会报告自己压抑的感受，而会形成防御来应对治疗师。治疗师如果对这种状况没有觉察，就会很容易把病人的这些反应误解为阻抗反应，而没有把这些反应当作病人反对治疗师的不一致时出现的合理的自我保护。治疗关系是一个亲密的体验，为了成长和改变，人们需要一个可以信任的环境去开放、坦诚地面对自己，但这种开放和坦诚会让他们变得脆弱且容易受到伤害。当他们很脆弱时，就需要保护。治疗师的责任就是去创造一个让人们感受到安全也确实安全的环境，这需要治疗师对自己的状态保持敏感。比如，一个将注意力聚焦于技巧或理论建立的治疗师，很可能意识不到病人是根据她的面部表情和语调所传达的信息来进行回应的。

阻抗是一种表达恐惧的方式，也是对治疗师的高度诚实、一致和信任的需要的表现。我只有在表现不一致时才会在治疗中遇到困难。例如在我试图去成为不是我本来面目的样子，或掩盖我原来知道的事情，或去说言不由衷的话时，都是不一致的表现。我很推崇那种深层的交流，这样的交流中，一个人可以真实地知道他何时可以信任谁。我认为这与马丁·布伯所说的“我—你”关系是很接近的（Buber，1970）。

如果病人不能向治疗师表达他的脆弱，治疗就很少会带来改变。治疗师知道他们必须超越病人的防御，才可能帮助他们变得更为开放和敢于表现脆弱。防御是病人在他们感到不安全时试图保护自己的方式。当治疗师打破防御时，治疗互动就成为一种“谁有权力让谁去找什么”或“谁是赢家”的历程。在这场战役中，治疗师像父母一样，必须胜利——而病人则失败了。

当病人不知何故成为治疗师通向成功阶梯的战利品时，就又一次重复了病人幼年与父母间的互动方式——被期望成为家庭价值观的代言人。有时治疗师将病人置于两个对立的权威之间的小卒的位置上，就像将孩子置于父母之间，或置于父母和机构工作人员之间。

当治疗师开始着手去帮助一个人，并且自以为对“什么对病人好”了如指掌时，她其实是在迫使病人重新体验另一种幼年经历。这些治疗师通常在让病人做些不舒服的事情时也会感受到极大的挑战，但他们认为必须如此，“即使这样会让病人抓狂”。他们认为这些就是给病人提供的有效信息，但结果往往南辕北辙。

对自己的积极运用

如果治疗师可以通过对自己的运用，消极地影响治疗效果，那么也一定可以通过对自己的运用带来积极的效果。治疗师由于他的角色、地位和人格而拥有这种力量，当然，我们知道这些权力可能会被滥用、被导向歧途。然而，治疗师也可以选择运用他的权力去授权。因为病人是脆弱的，治疗师可选择赋予病人力量来促进他们自身成长。

在20世纪五六十年代出现的新的治疗模式中，治疗师开始与病人形成一种合作的关系。病人和治疗师可以利用他们各自的行为、反应和互动共同工作。他们鼓励治疗师成为一致性行为的榜样，并且将这种有治疗意义的合作关系的工作重点放在个人的全面健康状态上，通过发展出不再需要症状的健康状态，实现症状的消除。（而在传统、权威的医患模式中，首要任务在于消除症状，并期望健康会随着症状的消除而到来。）

当重点完全聚焦于为病人赋予力量时，治疗师将倾向于选择围绕能实现这个目的的治疗方式。治疗师在治疗中致力于激发病人的力量，也会让病人有更多的机会在新的环境下重新体验原有的模式（Rogers，1961a，1961b）。他们拥有与治疗师真实互动、获得和给予反馈的体验。治疗师和病人都以个性化且人性化的方式对彼此做出回应，而治疗环境则成为病人与治疗师之间一种生活化的学习与给予的环境。治疗师无疑是用自我与另一个自我去做交流。在这个定位下，治疗师对自己的运用是改变的主要工具。通过运用自己，治疗师与病人建立了信任和默契，可以促使病人做出更多大胆的尝试。治疗师对自己的运用是治疗过程中整合的部分，并且应有意识地借此来为治疗的目的服务。

我对自己的运用

我已经认识到，当我在病人或家庭面前完全呈现自己时，我能够更容易地推进治疗。我可以在尊重生命的脆弱、力量和神圣的同时，达到我需要的治疗深度。当我带着我所看到和听到的一切，去碰触自我、碰触我的感受和想法时，我也正在更好地进行自我整合并获得成长。我变得更一致、更完整，另一方面我能与其他人建立更好的联结。当我在工作坊中谈论这些概念时，人们感谢我能毫无保留地说出来，从而使他们曾亲身体验的感受得到证实。简单地说，我所描述的是那些将他们的人格与病人人格置于首位的治疗师。正是这种积极的人际联结为他们必须面对的风险铺平了道路。许多成人都表示他们过去没有感觉到自己与父母或其他抚养者之间的联系，他们没有体验过作为生命个体被对待的感觉，而只是被当成某种角色或某种期待的承担者。如果治疗情境不能引发来访者与人联结的体验，那么还有什么样的机会可以使人们真正获得这种对他们来说完全不同的体验呢？

当我思考治疗师对自己的运用时，我想到了用乐器来做比喻。乐器的制造、保养、精确的调谐，以及演奏者的能力、经验、敏锐性和创造性都将决定音乐是否动听。音乐既不单纯是演奏者创造的，也不只是乐器创造的。一个出色的演奏者和一件完美的乐器几乎可以奏好任何适合这件乐器的音乐。一个不合格的演奏者和一件没调谐的乐器则会亵渎一个音乐作品，也表明演奏者有一对迟钝的、未经训练的耳朵。我将乐器视为治疗师的自我，即治疗师作为一个人的完整性，对自我的关心程度、与自我的协调及在职业中的胜任程度，这些都很重要。我将音乐视为病人的表现。音乐如何被治疗师聆听和理解是决定治疗效果的很重要的因素。

我允许自己完全清晰地呈现和碰触自我，我也允许自己最大限度地分享自己的看法，而且允许自己观察我的观点对我治疗的人是否有效。治疗师作为人本身才是成功的治疗历程所围绕的中心所在。理论和技术是重要的，我已发展了许多理论和技术，但我将理论、技术视为在完全人性化环境中所使用的工具。更进一步说，我认为治疗师要为治疗过程的开始和延续负责，而在治疗过程中他们并不代替病人承担责任。

整个治疗过程必须致力于开启病人或来访者康复的潜力，除非这样的潜力资源被开启，否则不会有真正的改变发生。而开启的途径则是通过治疗师最深层的自我与这个人、这个病人或来访者最深层的自我交会。当这个过程发生时会营造一个可以表达脆弱、允许改变发生的环境。这无疑会在灵性层面带来触动。人们已经拥有他们成长所需要的资源，而治疗师的任务是让病人有能力去利用他们自身的资源。如果我认为人类具有神圣性，那么当我看待他们的行为时，我会试图帮助他们去实现自己的神圣性；如果我相信人类是被操纵的，那么我会通过一些方式去操纵他们；如果我认为病人是受害者，那么我会试图拯救他们。换句话说，在我的信念和行动之间存在着密切联系。我越碰触自己的信念，并承认它们，就越能自由地选择如何运用那些信念。

那些相信人类拥有自我成长和康复能力的假设，在许多年前刚被提出来的时候被认为是激进的言论，而现在已经成为心理学中被普遍认可的观念。20世纪，很多研究者对人类的本性投入了前所未有的关注。当我们即将走入21世纪时，我们对人类机体和大脑的工作机制，以及人类如何学习等方面有了许多了解。我们可以移植器官，可以创造人工智能，可以登上月球和其他星球，我们可以通过卫星与世界的任何地方即时交流，我们可以在三小时内飞越大西洋——而这样的旅程在一百年前要好几周才能完成，我们还可以制造有史以来最大的怪物——核弹，但我们仍没有学会用积极的方式来解决冲突。

处在这些改变之中，我愈加坚定地相信：人类必须发展出赋予人的存在以更高价值的新观念，促使人们趋于合作，学会积极解决冲突并认可我们的精神基石。我们能接受治疗师的自我是治疗过程中的重要因素这一假设吗？如果证明这一假设是正确的，那么培训治疗师的方式以及治疗病人的方式都将因此改变。

我们之前就意识到治疗师的人格可能会伤害到病人，但过去我们的工作聚焦于用何种方式避免这种情况发生，而现在，我们则需要将关注点转移到用何种运用自己的方式能够在治疗中产生积极的价值。